방사선사는 이렇게 일한다

방사선사는 이렇게 일한다

김진희 지음

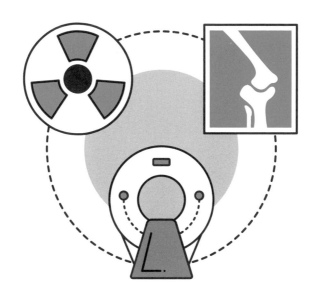

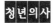
청년의사

방사선사, 병원에 꼭 필요한 사람들

'방사선사'라는 직업에 대해 얼마나 알고 있는가? 방사선사, 영상의학과와 같은 말들을 일상에서 들어본 적이 얼마나 있는가? X선 검사나 CT검사를 경험한 사람 중에서 검사를 해주는 이가 방사선사임을, 또한 그 방사선사가 전문 면허를 취득한 후 일을 하고 있음을 아는 사람은 얼마나 될까? 나는 대학 진학을 앞두고 보건 계열 학과로의 입학을 알아보기 전까지 그 사실을 전혀 몰랐었다.

방사선사는 보건복지부 법령에 따라 대학에서 관련 전공 공부를 하고 국가고시라는 시험을 치른 다음 방사선사 면허를 취득한 사람으로서, '방사선'이라는 눈에 보이지 않고 냄새도 맛도 소리도 없는 무언가를 가지고 일을 하는 의료기사를 말한다. 다시 말해, 방사선사는 위험하지만 꼭 필요한 양날의 검과 같은 것을 공부하고 다뤄야 하는 사람들이다. 매 순간 긴장의 끈을 놓아서는 안 되는 일이지만 삶에 치이다 보면 어느새 이 일이 너무나도 일상적인 일처럼 되어버린다. 그래서 우리가 방사선이라는 것을 다루고 있는 게 맞는지, 혹은 매일 하는 일이라서 무뎌지는 건 아닌지 고민하게 되는 때가 있다.

그럴 때는 다시 한번 생각한다. 방사선을 다루는 우리는 병원에 꼭 필요한 사람들이라고 말이다. 환자가 병을 진단받고 치료를 받아 완치될 때까지, 그리고 완치되어서도 계속해서 방사선을 이용해 그의 남은 여정을 함께하기 때문이다. 물론 환자의 여정에서 우리는 중요한 사람이 아닐 수도 있다. 하지만 우리는 '필요한' 사람이다. 그래서 방사선사라는 직업에 관심 있는 이들에게, 혹은 방사선학과에서 공부하고 있는 미래의 방사선사들에게 당부하고 싶은 말을 이 책에 가득 담았다. 어떻게 보면 방사선사로서 초심을 잃지 않도록 내가 나한테 하고 싶은 말들인지도 모르겠다.

이 책은 5장으로 구성되어 있다. 방사선이 무엇인지부터 방사선사 면허 취득과 취업 그리고 방사선사 업무와 마음가짐, 미래 전망 등을 순차적으로 다뤄 방사선사라는 직업 전반을 조망해볼 수 있게 한다.

먼저 제1장에서는 내가 전공과목을 접하면서 느꼈던 것들, 병원 실습, 국가고시 그리고 취업하는 과정을 담았다.

제2장에서는 방사선사가 가장 많이 취직하는 곳, '병원'에서 무슨 일을 하는지를 적었다. 흔히 대학병원, 종합병원으로 불리는 3차병원에선 영상의학과가 대여섯 개의 파트(일반검사실, CT진단실, MRI진단실, 초음파진단실, 혈관조영실 등)로 나뉘어 있고, 핵의학과와 방사선종양학과는 영상의학과처럼 하나의 부서가 된다. 반면 우리가 흔히 볼 수 있는 1·2차병원에는 일반검사실만 있을 수 있고, 일반검사실과 CT진단실 혹은 여러 형태로 검사실이 통합되어 있을 수도 있다.

제3장에서는 병원에서 일하며 겪었던 에피소드를 통해 환자를 대하는 마음가짐과 업무에 임하는 자세를 생각해보고자 했다. 그리고 병원 내 CS(고객만족) 사내 강사로 직원들을 교육하고 활동하며 느꼈던 '고객 경험'에 대해 미래의 방사선사들에게 꼭 해주고 싶은 이야기를 실었다.

제4장에서는 방사선사의 근무지가 꼭 '병원'이나 '국내'에만 국한되는 것은 아님을 실제 사례와 인터뷰 내용을 바탕으로 알려준다.

마지막으로 제5장에서는 방사선사라는 직업의 전망 그리고 미래의 방사선사들에게 하고 싶은 이야기를 진심을 다해 적었다.

모든 직업이 그러하듯이 이 일에도 좋은 면과 힘든 면이 있다. 모든 건 상대적이겠지만, 방사선사로 일하면서 직접 알게 된 것들을 어느 한 부분에 치중되지 않도록 고루 담아내려 했다. 방사선사가 어떤 일을 하는지 궁금한 이들과 미래의 방사선사들이 직업 전반에 대해 알고 진로를 결정하는 데 도움을 받을 수 있기를 바라는 마음으로 진실되게 담으려고 노력했다.

이제부터 방사선사의 이야기를 시작하려고 한다.

방사선사
김진희

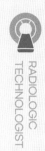

RADIOLOGIC
TECHNOLOGIST

제1장

뢴트겐을
만나다

제2장 **병원을
만나다**

제3장 환자를 만나다

제4장 병원 너머 다른 세상을 만나다

제5장 **미래를
만나다**

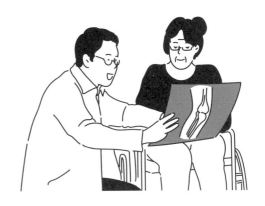

뢴트겐을
만나다

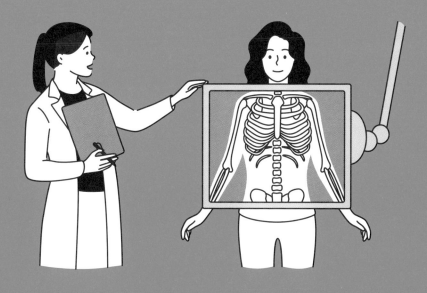

방사선물리학
첫 수업 시간

방사선사라는 직업을 소개하는 첫말을 "뢴트겐과의 만남은 운명적이었습니다"로 시작한다면 얼마나 낭만적일까?라는 생각을 잠시 했다.

하지만 대학에 입학하기 전까지 나는 독일의 물리학자 뢴트겐의 'R'도 들어본 적 없었고 뢴트겐에 대해 처음으로 접했던 전공수업 시간에는 뭘 배웠는지 기억조차 나지 않는다. 그 당시 나는 그저 평범한 재수생이었고 삼수라는 기로 앞에 서 있었으며, 수능 공부를 매듭짓고 다른 친구들처럼 멋진 20대를 보내고 싶다는 생각뿐이었다. 그래서 결정한 학과가 '방사선과'였다(지금은 '방사선학과'로 불린다). 보건 계열이 비교적 취업이 잘된다는 것을 알고 있었고, 마침 집과 가까운 전문대학에 이 학과가 있을 뿐이었다.

누군가는 중대한 진로 앞에서 너무도 가벼운 결정이었다 할지도 모르겠다. 그 말이 옳다. 군이 변명을 해보자면, 이 땅의 고등학생 혹은 재수생 모두가 자신의 꿈만을 위해 학과를 선택하진 않는다는 것을 우리는 안다. 나 역시 이렇다 할 꿈도 없이 질풍노도의 시기를 보내고 점수에 맞춰 학교에 들어갔을 뿐이다. 이런 나에게 방사선을 발견한 뢴트겐과의 만남을 떠올려보라고 한다면 글쎄, 어떤 기억이 있을까?

그 시절, 나는 이제 막 재수라는 공부의 늪에서 빠져나온 철부지였고 대학 생활에 대한 기대로 부풀어 있었다. 앞으로의 길이 구만리라는 걸 알 리 없었고 알고 싶지도 않았다. 그저 성인이 되어 맛본 약간의 자유에 열광했고, 다가오지 않은 '미래'보다는 '지금'만을 위한 시간을 오롯이 즐기고 싶었다. '방사선이 뭐라고, 뢴트겐이 뭐라고, 지금이 제일 중요해!'라며 말이다.

그런 와중에 맞이한 방사선물리학 첫 수업 시간, 교수님은 방사선의 개념을 칠판 한가득 적으셨다. '대학에 와서도 주입식 공부구나' 하며 좌절했던 기억이 난다.

① 방사선이란?
② 방사선의 발생 원리
③ 방사선의 종류

새내기들을 위한 방사선 기초 강의였다. 교수님은 방사선이란 무엇인지를 본격적으로 이야기하기에 앞서 뢴트겐에 관해 설명하셨다. 모든 학문은 시작된 역사부터 짚어가기 마련이다. 뢴트겐은 X선의 발견으로 노벨 물리학상을 받았고, 방사선 단위(R)는 뢴트겐의 이름에서 가져왔다는 둥 내 어렴풋한 기억에 정말 방대한 내용을 강의하셨다. 다른 학생들은 열심히 강의를 들었겠지만 그 따뜻한 봄날, 전날 있었던 술자리의 여파로 피곤했던 나는 강의 내내 꾸벅꾸벅 졸거나 몽상가처럼 다른 생각에 빠져 있었다. 만약 그때로 돌아간다면 이전보다는 열심히 수업을 들을 것 같지만 희망 사항일 뿐이고, 지금은 뢴트겐을 처음 접했던 수업 내용을 아무리 떠올려도 기억이 나지 않는다. 하지만 우리는 방사선사로서 뢴트겐이 발견한 X선은 무엇인지, X선을 다루는 방사선사는 무슨 일을 하는지를 알고 숙지해야 한다.

독일의 물리학자 빌헬름 뢴트겐(Wilhelm Conrad Röntgen)은 1895년에 한 전자기파를 발견했다. 뢴트겐은 '알 수 없다'는 뜻의 알파벳 X를 붙여 이 광선을 'X선'이라고 명명했다. 특허를 내라는 주위의 권유에도 불구하고 뢴트겐은 연구를 모든 이에게 공유했다.

X선은 고속으로 진행하던 전자가 어떤 물체와 충돌하면서 전자가 가지고 있던 운동에너지가 전자기파의 형태로 변하여 방출되는, 투과력이 강한 알 수 없는 선을 말한다. 설명이 조금 어렵지만 여기서 우리가 기억할 것은 단 한 가지, 'X선은 투과력이 강한 알 수 없는 선'이라는 말이다. 이 알 수 없는 어떤 것(X선)이 우리 몸을 투과한 후 상호작용을 통해 영상을 만들어낸다고 생각하면 된다.

이때 문제가 되는 것이 있다. X선은 마치 '양날의 검'과 같다는 점이다. 잘 사용하면 인간에게 너무도 이로운 발견이지만 잘못 사용하게 되

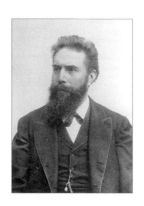

그림 1-1. 최초로 X선을 발견한 빌헬름 뢴트겐

면 커다란 피해를 가져온다. 그렇다면 '잘못 사용'한다는 것은 무엇일까? 바로 '방사선 피폭(exposure)'을 의미한다. 방사선 피폭이란 방사선에 노출되어 입는 피해로 외부 피폭과 내부 피폭으로 나뉘는데, 특히 내부 피폭은 매우 심각한 장해를 입힌다. 고에너지를 가지고 있는 방사선(X선 등)에 노출되면 우리 몸과 상호작용하면서 세포의 DNA를 변형(암 발생)시키거나 세포를 괴사, 즉 죽게 한다. 방사선에 관해서는 뒤에서 더 살펴보겠다.

X선은 방사선의 한 종류이며 WHO(세계보건기구)에서 정한 1등급 발암물질이기도 하다. 발암물질, 이것을 다루는 직업이 바로 방사선사이다. '1등급 발암물질을 다루는 일이라고? 너무 위험한 직업 아니야?'라고 걱정할 수도 있지만 크게 두려워할 필요는 없다고 생각한다. 위험하지 않도록 방사선으로부터 자신을 보호하고 환자를 보호하여, **'최소한의 선량으로 최적의 영상을 만들어내는 것**(As low as reasonably achievable,

ALARA)'이 우리의 일이기 때문이다.

ALARA 원칙은 1977년 국제방사선방호위원회(The International Commission on Radiological Protection, ICRP)[1]에서 권고한 사항이다. 이는 방사선 방호의 기본 원칙으로 합리적인 선에서 피폭선량을 가능한 한 낮게 유지해야 함을 의미한다. 우리나라를 비롯해 전 세계의 원자력 규제 기관들이 이 원칙을 바탕으로 움직인다. 의료 기관에서의 ALARA 원칙은 환자의 방사선 피폭선량을 방사선 진료의 가치를 손상하지 않는 범위 내에서 최소한으로 하는 것을 말한다. ALARA 원칙을 지키며 최소한의 선량으로 최적의 영상을 만들어내는 것이 방사선사 일의 심지가 아닐까?

통계청의 〈한국표준직업분류〉에 따르면 방사선사는 "의사, 치과의사의 진단 및 처방에 따라 규정된 의료기술을 토대로 인체의 질병, 장애 등의 진단을 위해 방사선 관련 방사성 물질 및 장비 등을 취급, 관리하여 진단정보 제공 및 치료업무를 수행한다"라고 되어 있다. 또한 〈의료기사 등에 관한 법률 시행령〉 제2조에 따르면 방사선사는 "전리 및 비전리방사선의 취급과 방사성 동위원소를 이용한 핵의학적 검사 및 의료영상진단기·초음파진단기의 취급, 방사선기기 및 부속 기자재의 선택 및 관리 업무에 종사한다"라고 정의되어 있다. 즉, 우리는 **방사선을 이용하여 의사들의 진료와 치료를 돕는 업무를 하고, 더 넓게는 방사선과 관련한 여러 직무를 수행**한다. 이러한 업무를 수행하기 위해서

---

1 방사선의 방호에 관한 기본 원칙을 확립하고 국제적으로 적용해야 할 관련 권고 및 지침을 제공하는 국제 비영리 기구이다.

는 방사선학과를 졸업하고 국가에서 시행하는 국가고시를 통과하여 방사선사 면허를 취득해야 한다.

학과를 졸업하고 15년 넘게 병원 근무를 하면서 나는 방사선사라는 직업에 대해 곰곰이 돌아보았다. 방사선사는 어쩌면 문장에서 '조사(助詞, 낱말들의 관계를 나타내는 품사)'와도 같은 역할을 하는 사람들이 아닐까? 조사가 없어도 말의 뜻은 전해질 수 있다. 예를 들어 "나는 병원에 간다"를 "나 병원에 간다"라고 해도 뜻은 전해진다. 하지만 조사를 통해 보다 완벽한 문장이 된다. '나도 병원에 간다', '나만 병원에 간다'처럼 어떤 조사를 사용하느냐에 따라 문장의 세부적인 의미가 달라진다. 환자의 증상만으로 병명이 무엇일 것이다, 하고 바로 알 수 있는 의사도 있다. 하지만 정확한 진단을 위해서는 여러 검사가 필요하다. 올바른 치료를 위한 정확한 진단 과정에 일조하는 것이 우리의 일이다. 위험한 일이 아니다.

방사선사는 환자에게 방사선을 '조사(照射, 방사선 등을 쪼이는 것)'하여 정확한 진단을 할 수 있게 도와주는 존재이다. 그리고 어떻게 보면 방사선이라는 양날의 검처럼 위험한 것을 다루면서 환자에게 해가 되지 않도록 하는 것도 우리의 사명 중 하나일 것이다. 그래서 대학 새내기 시절에 조금 더 다른 마음가짐으로 공부했으면 어땠을까 하는 아쉬움이 남는다. 여러분은 늦지 않았다. 뢴트겐과의 만남이 기억도 나지 않는 나와는 다르게, 뢴트겐과의 만남이 운명까지는 아니어도 첫 만남이 오래 기억에 남는 미래의 방사선사가 더 많아졌으면 좋겠다.

방사선,
무서워하지 말자!

방사선사가 무슨 일을 하는지 알기 위해서는 '방사선'이라는 것에 대해 먼저 알 필요가 있다. 그래서 이번 글에서는 방사선에 대해 최대한 쉽게 풀어보려고 한다. 방사선이라는 건 무엇일까? 눈에 보이지도 않는 그 무언가가 우리 몸에 어떤 영향을 준다는 것일까? 방사선사는 방사선이라는 위험한 무언가를 다루는 직업인데, 과연 평생 직업으로 삼아도 안전할까?

이 세상의 모든 것은 안정과 균형을 원하고, 따라서 불안정한 상태일 때는 안정적인 상태로 돌아가려고 한다. 원자핵도 마찬가지이다. 원자핵을 이루는 양성자와 중성자의 균형이 깨지면 원자핵은 불안정한 상태가 되는데, 불안정한 원자핵이 안정적인 상태로 돌아가려고 하면서 특정한 입자나 빛 등을 방출한다. 이때 방출되는 입자나 빛이 바로 방사선이다. 불안정한 원자핵을 가진 물질이 방사성 물질인데 방사선을 방출하고 안정된 상태가 되면 다른 물질이 된다. 이를 '방사능을 지녔다'라고 이야기한다.

일본의 핵·에너지문제정보센터 이사인 고다마 가즈야는 자신의 저서를 통해 방사성 물질이라는 단어의 뜻을 '반딧불이'와 비교를 했다(개인적으로 매우 쉽고 찰떡같은 비유라고 생각한다). 다시 말해 "반딧불이 내는 빛은 방사선, 반딧불이는 방사성 물질, 반딧불이 빛을 내는 능력은 방사능, '반딧불이가 도망쳤다'는 방사능 누출"에 비유를 한 것이다.[2]

방사선이 무엇인지는 이제 어느 정도 알았으니 '방사선은 과연 우리 주위에도 있는 것일까?' 하는 궁금증이 생길 수 있다. 물론, 우리 주위에도 방사선은 존재한다. 우리는 연간 약 2~3mSv[3]의 생활방사선 혹은 자연방사선에 피폭되고 있다. 우주방사선은 하늘과 가까워질수록 방사선량이 증가하므로 비행기에서 일하는 승무원들은 피폭선량을 관리해야 하며 이는 법령으로도 정해져 있다. 또한 우리가 먹는 고기, 빵, 표고버섯 등 각종 식재료에서도 방사선이 나오는 것으로 알려졌다(표 1-1).

우리가 병원에서 받는 방사선을 '인공방사선'이라고 한다. 환자들은 일반적으로 인공방사선만을 걱정할 뿐, 자연방사선에 대해서는 잘 모르는 경우가 많다. 흉부 X선 검사를 하면서 '방사선이 엄청 안 좋다는

---

2 고다마 가즈야 지음, 김정환 옮김, 《머릿속에 쏙쏙! 방사선 노트》, 시그마북스(2021), 23쪽.
3 'mSv'는 방사선량의 단위로 '밀리시버트'라고 발음한다.

데 너무 많이 촬영하는 것 같다'라고 투덜거리는 환자들이 종종 있었
다. 우려하는 마음도 모르는 것은 아니라 그럴 때면 이런 말을 해주곤
했다. "흉부 X선 사진을 촬영할 때 나오는 방사선량은 우리가 비행기를
타고 해외여행 갈 때 받는 방사선량과 비슷하니, 너무 걱정하지 않으셔
도 됩니다."

그런데 방사선을 많이 받으면 정말 우리 몸에 문제를 일으키는 걸
까? 그 이야기를 하기 전에 방사선의 종류에 대해 알아보자. 방사선
은 입자나 빛의 형태로 방출된다. 입자 형태로 방출되는 방사선으로는

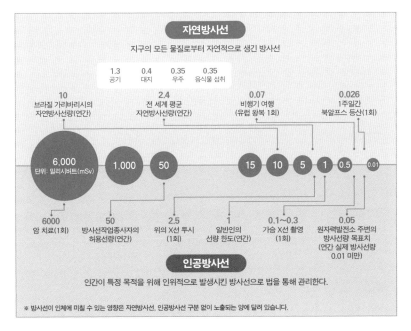

그림 1-2. 자연방사선과 인공방사선의 차이

(출처: 산업통상자원부·한국수력원자력·한국원자력문화재단·한국원자력산업회의[편], 《원자력 함께 알아보아
요》, 2013)

식품 중 칼륨40(K-40)의 방사능(단위: Bq/kg)	
소고기	100
생선	100
맥주	10
식빵	30
버섯류	700
쌀	30
녹차류	600
시금치	200
생미역	200
우유	50

표 1-1. 식재료에 포함되어 있는 방사능

(출처: 한국원자력연구원 첨단방사선연구소 홈페이지)

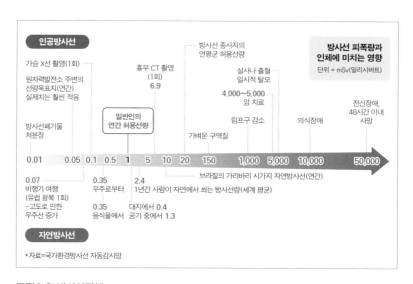

그림 1-3. 방사선장해

(출처: 매일경제, "'방사능 괴담' 전문가에게 들어본 오해와 진실", 원호섭·김미연 기자, 2013. 10. 11.)

α선(알파선), β선(베타선) 등이 있고 빛이나 전자 형태로 방출되는 방사선으로는 γ선(감마선), X선(엑스선) 등이 있다. 입자로 방출되든 빛으로 방출되든 우리가 다루는 방사선에는 공통적으로 '전리(電離, ionization)'라는 중요한 특징이 있다. 전리방사선이란 물질을 통과하면서 물질을 구성하는 원자 또는 분자로부터 전자를 떼어내어 이온화시키는 방사선을 의미한다. 전리방사선은 우리 몸의 세포 속 분자나 원자를 변형시킬 수 있으며 DNA를 손상시키기도 한다. 이를 '방사선장해'라고 부른다[그림 1-3]. 보통 의료용 검사를 한다고 해서 방사선장해가 발생하는 것은 아니다. 세포가 방사선에 노출되면 일정량의 에너지를 흡수하지만 그 크기가 어느 수준을 넘으면 세포를 구성하는 원자가 '여기(勵起, excitation)', 즉 들뜨거나 전리가 된다. 방사선이 우리 몸에 영향을 끼치는 이유는 전리나 들뜸이 일어나기 때문이다.

'고이아니아 방사능 유출 사고'에 대해서 들어본 적이 있는가? 약 10년 전, 이 사고를 재연한 한 TV 프로그램을 본 적이 있다. 방사선사로 일하고 있어서 더 그랬는지는 몰라도 이 사건은 내게 매우 충격적으로 느껴졌다. 체르노빌 원전 사고라든지 후쿠시마 원전 사고 등도 충격적이긴 마찬가지였지만, 1987년 브라질에서 발생한 고이아니아 방사능 유출 사고는 뇌리에 더욱 강렬하게 남은 사건이다.

브라질 고이아니아 지방에 암 치료 전문병원이 있었는데 당시 이 병원이 새 건물로 이전하면서 암 치료기기를 놓고 떠났다. 물론 의료원 측은 암 치료기기를 건물에 남겨두는 것이 위험하다고 주장했지만 법적인 분쟁으로 기기를 철거하지 못했다. 수년이 흘러, 좀도둑 둘이 의료원에 침입해 이 암 치료기기를 본인들의 집으로 가져갔다. 기기를 해체한 이들은 방사선조사장치 안에서 금속 캡슐을 발견했다. 그러는 중에 이들에게 구토와 설사 등의 증세가 나타났지만 대수롭지 않게 생각했다. 이 둘은 캡슐까지 분해하고 캡슐 안에 있던 푸른 빛을 내는 가루를 고물상 주인에게 팔았다. 고물상 주인의 동생은 이 가루를 일부 가져가 자기 집 바닥에 뿌렸고, 그 집의 여섯 살짜리 딸은 가루를 온몸에 바르고(외부 피폭) 가루가 묻은 손으로 밥도 먹었다(내부 피폭). 결국 아이는 어린 나이로 사망했는데 약 6Sv⁴의 방사선에 피폭되었다고 한다. 이 방사능 물질은 염화세슘이었다. 이 사건으로 사망한 네 명의 시신은 여전히 높은 수준의 방사능 물질이 되어버려 장례도 제대로 치르지 못하고 매우 두꺼운 콘크리트관에 넣어졌다.

　고이아니아 방사능 유출 사고가 더욱 기억에 남았던 이유는 브라질 정부가 위험한 방사능 물질을 아무런 조치 없이, 그리고 사람들의 이기심과 욕심(건물 소유 건에 대한 법적 분쟁)으로 폐건물에 방치하여 일어난 일이었기 때문이다. 물론 경비원이 병원을 지키고 있었다고는 하나, 좀도둑들이 암 치료기기를 훔칠 때 경비원은 무단결근 중이었다고 한다. 결국 무고한 사람들이 피해를 입었고 어린아이까지 사망했다. 고이아니아 방사능 유출 사고는 방사능 노출의 피해가 얼마나 심한지를 보여주는 사건이다. 이제는 전 세계적으로 방사능 누출 위험성에 대한 경각심

4　평균 자연방사선 노출량은 3mSv로 1Sv는 1,000mSv이다.

이 많이 높아졌고 각 정부는 자국민들에게 위험성에 대해 알리고 있다.

방사선을 공부한다면 방사선장해에도 관심을 가져야 한다. 그렇다면 우리는 어떤 마음으로 방사선을 다루어야 할까? 의료용 방사선 노출은 환자들에게 어쩔 수 없는 것일까? 설령 그렇다 하더라도 그저 정해진 매뉴얼대로, 프로토콜대로 검사하는 것이 옳을까? 그렇지 않다고 생각한다. 방사선사로서, 방사선을 공부하고 전공한 사람으로서 환자를 검사할 때는 항상 자신이 다루는 것이 다른 무엇도 아닌 방사선임을 기억해야 한다. 요즘은 기술이 발전하면서 적은 선량으로도 충분한 화질의 영상을 획득할 수 있도록 개발과 적용이 활발히 이루어지고 있다. 그렇다고 해도 정해진 것보다는 보수적으로 검사를 했으면 하는 바람이다. 소아의 경우 검사 조건에 신경 쓰면서 최대한 적은 선량으로 검사하고, 생식선 차폐도 확실하게 해줘야 한다. 또한 환자 체형에 따라 방사선량을 우리가 얼마든지 조절할 수 있다. 물론 처음부터 그러하긴 어렵겠지만 일을 하면서 경험이 쌓이고 공부도 하고, 그리고 마음속으로 이것이 방사선이라는 것만 잊지 않는다면 어느 순간 자연스레 환자의 체형, 나이 등을 고려하여 검사 조건을 조절하고 ALARA 원칙에 입각하여 최소한의 선량으로 최적의 영상을 얻을 수 있는 날이 올 것이다.

방사선사는 방사선 노출에서 자유로울까? 방사선사로 병원에서 근무하게 되면 아무래도 방사선에 노출될 수밖에 없다. 소아 환자, 거동이 불편하거나 스스로 검사 자세를 유지할 수 없는 환자가 오면 옆에서 환자의 몸을 붙잡고 검사를 해야 하기도 한다. 또한 혈관을 이용하여 검사하고 치료하는 혈관조영실이라는 곳에서는 투시 X선 기반의 검사가 진행되기 때문에 우리도 방사선에 노출될 수 있다.

다행인 건 방사선을 매일 다루는 방사선사가 자신을 보호할 방법이 있다는 것이다. 바로 보호구의 착용이다. 스스로를 보호하기 위해서는 작은 방사선량일지라도 보호구를 착용하고 검사를 시작해야 한다. 검사실의 보호구들은 모두 납으로 만든다. X선은 납을 투과하지 못하기 때문이다. 우리는 납으로 만든 보호구를 잘 활용할 필요가 있다. X선에 노출될 검사가 있으면 검사 전에 '납복'이라고 하는 보호구를 입고, 투시 기반의 검사를 할 때는 '납장갑(납으로 만든 장갑)'과 '납안경(납으로 만든 안경)'을 착용하고 검사를 진행한다.

또한 방사선사는 방사선작업종사자로서 '개인피폭선량계'라는 장치를 착용하도록 법으로 정해져 있다. 근무 중에는 개인피폭선량계를 꼭 착용하자. 이는 우리의 안전을 도모하고 생명을 보호하기 위한 안전장치다. 우리나라에선 개인의 피폭선량을 분기마다 측정해 관리하고 개인과 업체(병원 등)에 보고하도록 법으로 규정하고 있다. 방사선작업종사자의 피폭선량 한도는 연간 50mSv 이하, 5년간 합산한 피폭선량은 100mSv 이하로 ICRP에서 권고한 선량 한도를 따라야 한다. 만약 피폭선량 한도를 초과한다면 질병관리청과 시·군·구청장에게 알리고 의료기관에 안전조치명령을 통지해야 하며, 의료 기관은 피폭선량 한도 초과자에게 건강진단 및 필요한 안전조치를 취해야 한다. 이렇게 방사선작업종사자를 안전하게 보호하는 법과 규제가 있으니 우리는 개인피폭

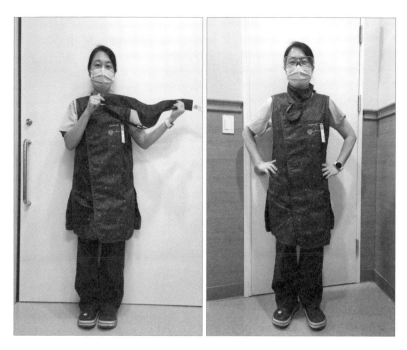

그림 1-4. 납복을 착용한 모습. 갑상샘 보호구 차폐 전(왼쪽)과 납안경 및 갑상샘 보호구 차폐 후(오른쪽)

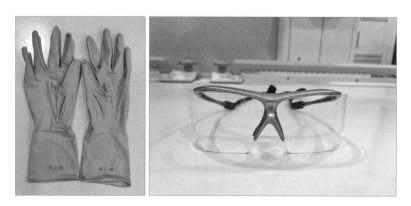

그림 1-5. 납장갑(왼쪽)과 납안경(오른쪽)

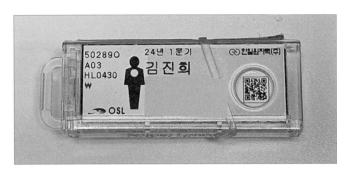

그림 1-6. 개인피폭선량계

선량계를 반드시 착용하고 자신을 보호하는 기구를 잘 사용하자.

방사선사인 우리는 방사선에 대해 언제나 경각심을 늦춰서는 안 된다. 하지만 여러 방법과 차폐기구를 통해 안전하게 다룰 수 있으니, 방사선에 대해 너무 무서워하거나 겁내진 말자.

외울 뼈만 206개
(feat. 국가고시)

　'X-ray 영상'이라고 하면 가장 먼저 떠오르는 것은 뼈 사진이다. 참고로 최초의 X선 사진은 뢴트겐의 부인, 베르타의 손 사진이다. 방사선사로서 뼈를 검사하기 위해서는 뼈에 대해 알아야 한다. 뼈뿐이겠는가? 1학년 1학기 전공과목인 해부학을 통해 뼈와 장기, 즉 인체의 구조를 공부하게 되었다. 해부학책은 베개로 쓰면 딱 좋은 두께였다. 새내기였던 나는 카디건을 어깨에 두르고 크고 두툼한 책을 옆구리에 낀 채 지하철을 타거나 캠퍼스를 거닐면, 마치 꿈꾸던 대학 생활을 즐기고 있는 듯한 기분이 한껏 들었다.

　하지만 현실은 달랐다. 뼈 이름부터 인체 장기의 모든 이름은 물론, 관련 생리학 용어와 난생처음 보는 의학용어까지 모조리 익히고 외워야 했다. 여기서 끝나지 않고 검사장비별 영상의 해부학적 구조물도 외

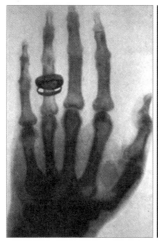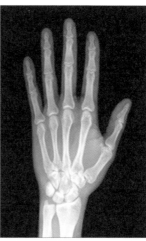

그림 1-7. 최초의 X선 영상(왼쪽)과 현재의 X선 영상(오른쪽)

워야 했고(우리가 다루는 일반 X-ray 장비부터 CT, MR, 초음파, 혈관조영, 핵의학 등 적어도 여섯 개의 검사장비에서 나오는 영상해부학을 배워야 한다), 의학적인 것뿐만 아니라 방사선계측학과 방사선기기학, 방사선물리학, 방사선생물학 등 방사선 기초 물리 및 장비 관리도 배워야 했다. 거기다 보건법규와 공중보건학까지…. 전문대인 만큼 3년이라는 짧은 시간 동안 학사과정[5]은 빡빡하다 싶을 정도로 바쁘게 돌아갔고 배울 것과 해야 할 것도 많았다.

이 모든 것을 배우는 1차 목표는 바로 '방사선사 면허 취득을 위한

---

5 3년제 방사선학과를 졸업하면 전문학사를 취득하고, 4년제 학부과정을 졸업하면 학사를 취득한다. 대학원에 가려면 학사를 취득해야 해서 보통은 그전에 학사를 취득하곤 한다. 학점은행제와 전공심화 과정을 통해 학사를 취득할 수 있는 길이 많다.

■ 시험과목

시험종별	시험과목 수	문제 수	배점	총점	문제형식
필기	3	200	1점/1문제	200점	객관식 5지선다형
실기	1	50	1점/1문제	50점	객관식 5지선다형

■ 시험시간표

구분	시험과목(문제 수)	교시별 문제 수	시험형식	입장시간	시험시간
1교시	1. 방사선이론(90) 2. 의료관계법규(20)	110	객관식	~08:30	09:00~10:30(90분)
2교시	1. 방사선응용(90)	90	객관식	~10:50	11:00~12:15(75분)
3교시	1. 실기시험(50)	50	객관식	~12:35	12:45~13:35(50분)

※ 의료관계법규: 〈의료법〉, 〈의료기사 등에 관한 법률〉, 〈지역보건법〉과 그 시행령 및 시행규칙

표 1-2. 방사선사 국가고시 시험과목 및 시간표
(출처: 한국보건의료인국가시험원 홈페이지)

국가고시 합격'이다. 그렇다. 우리는 방사선학과에 들어온 이상 국가고
시라는 큰 산을 마주할 수밖에 없다. 의료기사로 병원에서 일하기 위해
서는 면허를 취득해야 하기 때문이다.

여기서 강조하고 싶은 점은 방사선사로서 취득하는 것이 '자격증'이
아니라 '면허증'이라는 것이다. 내가 대학을 졸업한 지 20년이 되어가
는 지금까지도 당시 교수님이 하신 이 말씀이 여전히 기억에 생생히 남
아 있다. "우리는 자격이 아닌 면허를 취득하는 사람들이다. 컴퓨터 시
험은 자격증이다. 운전은 면허증이다. 운전은 사람의 생명과 직결되어
있다. 사람의 생명을 다루는 일을 하기에 우리는 자격증이 아닌 면허증
을 취득하는 것이다." 사람의 생명과 관련된 일을 하기 위해 국가고시
라는 큰 산을 넘어야만 한다. 학과의 모든 전공 과정이 국가고시 시험

과목이며, 합격이라는 하나의 목표를 향해 달려간다. 국가고시를 위해 3년 내내 새로운 전공들을 마주하게 된다.

1학년 때는 인체해부학을 배우며 방사선 기초 물리학을 공부하게 된다. '어쩌다 내가 해부학을, 그것도 영어로 된 각 기관의 명칭을 외우게 되었을까?' 하고 한탄하며 첫 학기를 보낸 것 같다. 이른바 '현타'도 수없이 왔고, '학과 공부를 그만두고 삼수를 해야 하나?' 하는 고민도 많이 했다. 특히 여러 뼈의 이름을 외우고 암기하는 해부학 공부가 어려웠다. 손목뼈가 모두 여덟 개인데, 잘 외워지지도 않았고 계속 헷갈렸다. 중간고사로 이 여덟 개의 뼈를 영어와 한글로 적어야 하는 문제가 나와서 애를 먹었다. 부끄럽지만 사실 지금도 헷갈린다.

해부학을 강의하신 교수님이 우리에게 항상 하는 말씀이 있었다. "영어로 완벽하게 숙지하라. 의사들이 하는 말 못 알아듣고 그러면 그

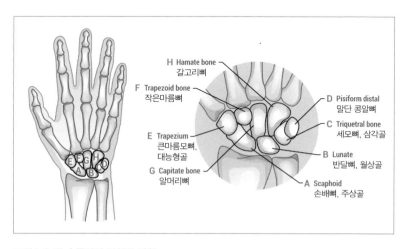

그림 1-8. 각 손목뼈의 위치와 명칭

건 민폐다, 민폐!" 토씨 하나 안 틀리고 기억하는 걸 보니 교수님도 참 어지간히, 3년 내내 말씀하셨던 것 같다. 이렇게 뇌리에 콱 박혀 있을 줄이야. '같이 일하는 상황에서, 물론 의사의 지시를 받는 의료기사지만 병원 업무를 얼마나 쉽게 생각했으면 그들이 하는 말조차 알아듣지 못할 정도로 민폐를 끼칠까?' 하는 의문과 함께 잘은 몰라도 그럴 수도 있겠다 싶었다. 나는 그런 사람이 되지 말아야겠다고 생각했다.

그래서였을까? 열심히 공부한 덕분인지 거짓말처럼 해부학 성적은 A+였다! 삼수 얘기도 쏙 들어갔다. 방사선사라는 직업은 진심이 되어 버렸다. 고등학교 때 배웠던 것과는 많이 달라서 그랬는지, 아니면 말 그대로 적성에 맞아서였는지는 모르겠으나 공부가 재미있어졌고 꿈이 생기는 것 같았다. 병원에서 일하는 것이 꿈이 되었고 대학병원 혹은 종합병원에서 일해야겠다는 목표도 생겼다. 목표가 생기면 뭐든지 열심히 하기 마련. 강의 시간에 졸던 모습은 어느새 사라지고 맨 앞자리에 앉아서 열심히 교수님 말씀을 듣고 외웠다.

그렇게 어느덧 3학년이 되었고 마지막 학년의 꽃, '병원 실습'이 기다리고 있었다.

💡 방사선학과 개설 대학 및 교과과정

방사선학과 개설 대학(2021년 기준)

대학명	학과	종류	지역	유형
가야대학교(김해)	방사선학과	대학	경남	사립
가천대학교	방사선학과	대학	경기	사립
강원대학교(제2캠퍼스)	방사선학과	대학	강원	국립
건양대학교(제2캠퍼스)	방사선학과	대학	대전	사립
광양보건대학교	방사선과	전문대학	전남	사립
광주보건대학교	방사선학과	전문대학	광주	사립
극동대학교	방사선학과	대학	충북	사립
김천대학교	방사선학과	대학	경북	사립
남부대학교	방사선학과	대학	광주	사립
대구가톨릭대학교	방사선학과	대학	경북	사립
대구보건대학교	방사선과	전문대학	대구	사립
대원대학교	방사선과	전문대학	충북	사립
대전보건대학교	방사선과	전문대학	대전	사립
동강대학교	방사선과	전문대학	광주	사립
동남보건대학교	방사선학과	전문대학	경기	사립
동서대학교	방사선학과	대학	부산	사립
동신대학교	방사선학과	대학	전남	사립
동의과학대학교	방사선과	전문대학	부산	사립
동의대학교	방사선학과	대학	부산	사립

대학명	학과	종류	지역	유형
마산대학교	방사선과	전문대학	경남	사립
목포과학대학교	방사선과	전문대학	전남	사립
백석문화대학교	방사선과	전문대학	충남	사립
부산가톨릭대학교	방사선학과	대학	부산	사립
서라벌대학교	방사선과	전문대학	경북	사립
선린대학교	방사선과	전문대학	경북	사립
송호대학교	방사선과	전문대학	강원	사립
수성대학교	방사선과	전문대학	대구	사립
신구대학교	방사선과	전문대학	경기	사립
신한대학교(제2캠퍼스)	방사선학과	대학	경기	사립
안산대학교	방사선학과	전문대학	경기	사립
연세대학교(미래)	방사선학과	대학	강원	사립
원광보건대학교	방사선과	전문대학	전북	사립
을지대학교(제2캠퍼스)	방사선학과	대학	경기	사립
전주대학교	방사선학과	대학	전북	사립
전주비전대학교	방사선과	전문대학	전북	사립
제주한라대학교	방사선과	전문대학	제주	사립
청주대학교	방사선학과	대학	충북	사립
춘해보건대학교	방사선과	전문대학	울산	사립
충북보건과학대학교	방사선과	전문대학	충북	사립
한국국제대학교	방사선학과	대학	경남	사립
한림성심대학교	방사선과	전문대학	강원	사립
한서대학교	방사선학과	대학	충남	사립
호산대학교	방사선과	전문대학	경북	사립

방사선학과 교과과정 (안산대학교, 2024년 기준)

	1학년		2학년		3학년		총 학점
	1학기	2학기	1학기	2학기	1학기	2학기	
기초방사선물리학(I)(II)	2	2					4
방사선기초과학	2						2
의료영상학	3						3
의학용어	2						2
인체해부학	2						2
대인관계와 문제해결		2					2
영상정보학		3					3
인체생리학		3					3
인체해부학 실습		2					2
진료영상학(I)(II)		2	2				4
방사선치료학(I)(II)			2	2			4
병리학			2				2
원자력관계법령			2				2
의료기관의 환자안전			2				2
진료영상학 실습(I)(II)			3	3			6
컴퓨터단층영상학			3				3
핵의학(I)(II)			2	2			4
방사선계측학				2			2
방사선관리학				2			2

	1학년		2학년		3학년		총 학점
	1학기	2학기	1학기	2학기	1학기	2학기	
자기공명영상학				3			3
초음파영상학				3			3
혈관조영 및 중재적영상학				3			3
디지털의료기기영상학					2		2
방사선계측학 실습					2		2
방사선치료학 실습					2		2
영상해부학					2		2
의료영상정도관리					2		2
전기기초					2		2
초음파영상학 실습					2		2
루시조영영상학 및 실습					3		3
핵의학 실습					2		2
공중보건학						2	2
방사선생물학						2	2
방사선진단학개론						2	2
보건법규						2	2
의료영상기기학 및 실습						3	3
의료영상분석						3	3
진료방사선 임상실습						6	6

병원 실습
그리고 나의 목표

마침내 기다리던 병원 실습을 앞두게 되었다. 모교의 방사선학과 정원은 40명이었고 네 명에서 여덟 명씩 다섯 병원으로 나누어 실습을 나갔다. 그런데 40명 간의 경쟁이 정말 치열했다. 학생들이 가고 싶어 하는 병원이 비슷했기 때문이다. 특히 A 종합병원, S 종합병원, S 대학병원 경쟁률이 높았다. 나 역시 꼭 A 종합병원으로 실습을 가고 싶었다. 이유는 단순했다. 교수님 중에는 외부에서 오는 분들도 있었는데, 그중 A 종합병원 방사선사로서 박사과정을 준비하며 우리 학교로 강의하러 오시는 한 교수님 때문이었다. 강의 시간에 해주시는 A 종합병원 이야기가 얼마나 재미있었는지 모른다. 정말 소소한 이야기들이라 지금은 기억도 잘 나지 않는데, 그땐 뭐가 그렇게나 좋았는지 강의실 맨 앞자리에 앉아 눈을 반짝이면서 집중하곤 했다(기억이 미화된 것일 수도 있다).

실습은 가위바위보로 정해졌다. 가위바위보라니! 실습병원을 정하는 것인데…. 다행히 운 좋게도 원하던 병원에 갈 수 있었고, 8주 동안 '지옥철'로 불리는 2호선을 타고 서울로 직장인 코스프레를 할 수 있었다. 그 시절만 해도 실습할 때는 구두를 계속 신고 있어야 했고, 가운 안에 입을 블라우스를 매일 다리미로 다려야 해서 정말 직장인이 된 듯한 기분을 느낄 수 있었다.

드디어 '실습생'이란 명찰을 달고 꿈의 병원에서 실습을 시작했다. 얼마나 떨리던지, 첫 근무 때보다 더 떨렸던 기억이 난다. 나는 8주 동안 여덟 파트를 돌면서 실습을 하게 되었다.

처음에는 몰랐다. 아무 일도 안 하고 구두를 신은 채 하루 종일 눈칫밥이나 먹으며 서 있는 것이 얼마나 고역인지를. 그나마 CT진단실, MRI진단실에서는 앉을 수나 있지, 일반진단실이나 혈관조영실에서는 다리가 아파도 앉을 수 없었다. 선생님들도 계속 서서 일하는데 어떻게 실습생이 앉아 있을 수 있겠는가(내가 실습을 다닐 때는 그랬다). 일반진단실에서 보낸 일주일 동안 다리는 내내 퉁퉁 부어 있었고 발 냄새가 이렇게나 지독한지도 처음 알았다. 이따금 선생님이 말이라도 한마디 걸어주면 그렇게 행복할 수 없었다. 선생님에게서 "오, 실습생 일 잘하네!"라는 말이 듣고 싶었다. '눈치껏 행동하기'가 목표가 되었다. 스스로 할 수 있는 일을 찾아야 했다!

일반진단실에서 수많은 환자를 검사했는데 이때 학교에서 배웠던

1주	일반진단실
2주	투시진단실
3주	초음파진단실
4주	CT진단실
5주	MRI진단실
6주	혈관조영실
7주	핵의학과
8주	방사선종양학과

표 1-3. 나의 실습 파트 일정(8주)

필름 현상 방식이 아닌 컴퓨터 영상 시스템6을 활용했다. 이는 카세트를 현상기로 옮겨서 현상하고 카세트에 담긴 정보를 삭제하는 과정을 필요로 했다(현재 3차병원의 일반진단실은 대부분 디지털 영상 시스템7이다). 드디어 찾았다. 온종일 내가 했던 일이 바로 카세트를 현상기로, 현상기에서 나온 카세트를 검사실로 반복해 옮기는 일이었다. 선생님들의 손이 필요한 곳에 카세트를 옮기고 방해되지 않게 뒤에 있었다. 비록 너무도 소소한 일이지만 할 일이 있다는 것이 어디인가? 그래도 한 주가 끝나는 금요일에는 일반 촬영에 대한 강의를 듣고 가장 기본적인 흉부

6 기술이 나날이 발전함에 따라 실습 당시에도 암실에서 필름을 현상하던 때는 아니었으며, 필름의 단점을 보완한 CR 시스템이 대두되고 있었다. CR이란 IP(Image Plate, 촬상판)를 사용하는 시스템으로 IP는 반영구적인 필름이라고 생각하면 된다. IP가 담긴 카세트를 IP 전용 현상기에 삽입하면 영상이 모니터로 전송되고 IP에 담긴 정보는 깨끗하게 지워져 재사용할 수 있게 된다.

7 CR 시스템에서 더 발전한 것이 DR 시스템이다. DR은 중간 매개체 없이, 즉 필름이나 카세트, 촬상판 등이 없이 장비 자체에서 바로 영상을 획득하는 시스템을 말한다. 현 종합병원 대부분은 DR 시스템으로 변경되었다.

X-ray 촬영도 해볼 수 있었다. 분명 학교에서도 많이 했던 검사인데 어쩜 그렇게도 떨리던지, 그리고 얼마나 뿌듯하던지…. 학교에서의 실습은 오로지 필름을 현상하는 암실에서만 이뤄졌기에 CR 시스템, DR 시스템(다른 검사실은 모두 CR 촬영장비를 사용했는데 딱 한 검사실만 DR 시스템을 사용했다. 바로 흉부 X선 검사실이었다)을 본 건 처음이었다. 책에서 봤던 촬영장비들, 신기술들을 현장에서 보니 신기했다. 그동안 열심히 공부했던 내용을 실습을 통해 직접 본다는 것은 힘들지만 새로운 일이었고 특별한 경험이었다.

가장 고역이었던 건 초음파진단실에서의 한 주였다. 초음파진단실! 아, 듣기만 해도 졸리다. 어두운 곳에 영상의학과 의사, 환자 그리고 실습생이 있다. 오로지 셋뿐이다. 나는 의사 선생님 뒤에서 꾸벅꾸벅 졸곤 했다. 참고로 A 종합병원은 검사실 내에 방사선사가 있지 않고 밖에서 환자 준비와 그날의 검사 예약관리 및 스케줄링을 했다. 그러다 검사가 끝나면 들어와서 정리하고 다음 환자 검사를 준비하는 흐름으로 일을 했는데, 실습생은 영상을 많이 봐둬야 한다고 해서 검사실에서 종일 나올 수 없었다.

초음파진단실 내부는 불이 완전히 꺼진 것처럼 캄캄했다. 아무리 초음파 영상을 잘 보기 위함이라지만 환자도 무서울 듯한 암흑 같은 곳에서 모니터만 환했다. 새벽같이 일어나 지옥철을 타고 출근한 실습생에게 그렇게 어두운 곳은 쥐약이었다. 엉덩이가 차지할 공간이 별로 없는 높은 의자에 앉아 매번 졸았다. 어쩌다가 연필이라도 떨어뜨리면 얼마나 창피하고 민망하던지. 초음파진단실에서는 할 일이 더더욱 없었다.

환자를 안내할 수 있는 것도 아니고 뭐 하나 할 게 없어서 잠만 계속 쏟아졌다.

그에 반해 혈관조영실은 굉장히 활동적인 곳이었다. 방사선사가 직접 치료와 검사에 참여했으며, 급박하고 긴급하고 더 중요한 일을 하는 것처럼 보였다(사실 병원의 모든 일 중에 중요하지 않은 것은 없지만 어린 눈에는 그렇게 보였다). 방사선사들은 검사실 안에서 X선에 노출되어(보호구를 착용한 모습도 멋있었다) 영상의학과 의사들과 중요한 치료를 했다. 머리 쪽 혈관을 영상으로 바로 보여주면서 어디에 문제가 있는지, 어떠한 진료재료를 사용해야 하는지 결정하는 모습이 멋있게 보였다고나 할까? 혈관조영실 교육담당 선생님은 매번 그날 보았던 혈관들의 해부학적 위치와 이름에 대해 물어봤다. 그때마다 정답을 맞히려고 얼마나 노력했는지 모른다. 잘 보이고 싶었고 그 집단에 들어가고 싶었다. 지하철을 타고 퇴근하는 길에는 다음 날 물어볼 내용에 대비하여 책을 거듭 읽고 외웠고 집에 돌아와서는 리포트를 작성했다. 기회가 된다면 꼭 혈관조영실에서 일하고 싶었다. 막상 취업해보니 학생 때 보던 것과는 다른 점들(야간 on-call, 의료진과의 소통, 방사선 노출, 방사선 보호구 무게로 인한 통증 문제 등)도 눈에 띄었지만, 학생이었을 때는 '이런 곳에서 일한다면 얼마나 좋을까?' 하고 생각했다.

그렇게 좌충우돌 8주가 끝났다. 8주 동안 솔직히 힘들었다. 새로운 사람을 만나는 것도, 평가하는 선생님이 있다는 것도, 같이 실습하는 동기들과 경쟁하는 것도 쉽지 않았다. 하지만 병원 실습을 하면서 방사선사가 어떻게 일하는지를 직접 내 눈으로 볼 수 있었다. 아직 그 집단에 들어간 것은 아니었지만 이전에는 몰랐던 여러 단면을 보고 느꼈다. 학교에서 배운 것들이 어떻게 활용되고 있는지, 더 나아가 앞으로 무엇을 해야 하는지를 느끼게 해준 경험이었다. 그 특별한 경험이 나에게 새로운 목표를 주었다. 실습병원이었던 A 종합병원에 입사하는 것! 막연히 종합병원이나 대학병원에 입사하겠다는 목표를 넘어 정확한 방향 설정이 된 것이다.

다들 알다시피 정확한 목표설정은 언제나 중요하다. 그에 따라 해야 할 일들이 정해지고 수정된다. A 종합병원에 입사하기 위해서는 우수한 학과 성적, 공인된 영어 성적, 병원 내 자체 영어시험 등을 준비해야 했다. 다행히 학과 성적은 괜찮았다. 이제는 공인된 영어 성적이 필요했다. 영어 공부를 위해 종로에 있는 TOEIC 학원을 매일 다니기 시작했다. 우리 집은 경기도 4호선 끝자락에 있었다. 취업하기 위해 그 학원을 얼마나 다녔었는지, 지금 생각해도 눈물이 앞을 가린다.

취업,
그 멀고도 험한 길

나는 학교 성적만 좋았지, 다른 건 아무것도 모르던 천둥벌거숭이였다. 면접을 어떻게 봐야 하는지는 물론, 심지어 면접 복장조차 몰랐다(나의 무지도 있었지만, 모교의 무지도 한몫했다고 생각한다).

첫 면접 대기장에 도착했을 때, 다들 나를 보고 충격을 받은 얼굴이었는데 나도 놀라긴 마찬가지였다. 면접 대기장에 있던 여성 면접자들은 마치 완벽한 아나운서 혹은 스튜어디스 같은 차림이었다. 다들 뷰티 숍에서 정성껏 화장을 받고 온 듯한 얼굴에(나는 화장도 하지 않았다), 머리망으로 머리를 단정하게 묶어 올렸으며(나는 반묶음에 나풀거리는 머리였다), 위아래로 맞춘 정장 재킷과 하얀 블라우스, 무릎까지 오는 A라인 스커트를 입고 5cm 정도 굽의 검은색 구두를 신고 있었다(나는 검은색 목 폴라 티와 회색 주름치마, 귀여운 회색 코트를 걸쳤고 보라색 플랫슈즈를 신었다). 아무리 생각해도 보라색 플랫슈즈라니(벌써 망한 느낌)! 그것도 내가 가장 원하던 A 종합병원 면접에서 말이다(그 이후 면접 복장은 180°로 변했다).

A 종합병원 자체에서 시행한 영어시험을 높은 점수로 통과했으며 학과 성적도 우수했다. 그런데 정작 면접의 중요성을 모르고 있었다. 서류는 서류일 뿐, **정말 중요한 본 게임은 면접**이라는 것을. 거기다 면접 상황에서의 떨림은 철저하게 나의 계산에 들어가지 않았다. 그렇게나 떨리고 무서운 일일 줄이야. 아무것도 모르면 당당하게나 보고 올 것이지, 대기장에서부터 주눅이 들었다. 이런, 망했다.

마침내 시작된 면접. 첫 질문이 들어왔다.

면접관: 의료인이란 누구를 말하나요?

나: (당연히 알고 있다.) 의사, 치과의사, 한의사, 간호사, 간호조무사입니다!

의료인이란?

의료인은 보건복지부 장관의 면허를 받은 의사, 치과의사, 한의사, 간호사, 조산사이다.

What? 뭐라고? 간호조무사가 거기서 왜 나와? 망했다!

꿈의 직장과 멀어지는 소리가 들린다. 그렇게 보기 좋게 똑, 떨어졌다. 그게 시작이었다. 화려한 스펙(?)에 비해 면접만 가면 똑똑 떨어지기를 무려 5년! 그 5년 동안 '트레이닝, 비정규 계약직, 단시간 계약직, 인턴'이라는 여러 형태로 병원들을 거쳐 지금의 병원에 정착했다. 징글

징글했던 5년을 말하자면 눈물 없이는 들을 수 없는 아주 절절하고 긴 이야기가 될 것이다. 하지만 덕분에 정규직 외의 여러 병원 근무 형태를 이 책에서 소개해줄 수 있게 된 점을 작은 위안으로 삼으려 한다.

트레이닝

트레이닝? 아마 생소한 말일 것이다. 트레이닝이란… 월급 없어요! 교통비 없어요! 식권은 줬던가? 아, 식권도 내 돈으로 샀다. 순전히 트레이닝을 하러 온 나의 돈과 노력과 체력이 들어가는 일이었다. 미리 대학병원 혹은 종합병원의 실무 경험을 시켜준다는 명목하에 순수하고 열정 넘치는 졸업생들에게 주어지는 일종의 '특권 아닌 특권'이었다. 대학을 막 졸업한 풋내기가 병원 일에 그리 도움이 되지 않음을 감안해도 있을 수 없는 일이어야 했지만 당시에는 공공연하게 이루어지던 몹쓸 제도였다(그렇게 생각한다). 나는 집에서 병원까지의 거리가 멀어서 트레이닝 기간 동안 고시원에서 지내야 했고, 고시원 비용과 생활비는 부모님이 도와주셨다. 딸의 꿈을 위해서 말이다. 무모하고도 열정적이었던 나는 그곳에서 열심히 일하고 배웠다.

마침 그 병원에 정규직 채용 자리가 딱 하나 나왔다. 트레이닝을 하는 사람들에게 기회가 주어졌다. 그 자리를 잡아야 했다. 힘든 트레이닝을 같이하면서 나와 정말 많이 친해진 언니가 있었다. 우리 둘은 그 정규직 채용에 목숨을 걸었다. 알고 봤더니, 그 언니는 귀하디귀한 정규직 채용의 내정자였다고 한다. 우리 우정은 그렇게 금이 갔다. 사실 나의 열등감이 이유였는지도 모른다. 거기다 내가 일을 잘하긴 했는지 (?) 병원에서는 나보고 트레이닝을 더 하란다. 속으로 욕이 절로 나왔다. "됐거든요!" 하며 나오고 싶었지만 차마 그럴 수는 없었다. "죄송합니다. 영어 공부를 더 해야 할 것 같아요. 그동안 감사했습니다!" 하고 공손히 감사 인사를 하고 나왔다. 덕분에 이력서를 채울 한 줄은 생겼지만 다른 곳으로의 전환이 필요했다. 바로 월 80만 원을 받고 일하는 비정규 계약직 자리로 말이다.

비정규 계약직

비정규 계약직으로 병원에 입사했다. 인천에 있는 모 병원이었다. 이 글을 쓰면서 월급을 따져보니, 계약직인데도 불구하고 그 당시 책정되었던 최저 시급도 주지 않았다는 걸 지금에야 알게 되었다. 하지만 트레이닝을 할 때는 한 푼도 못 받았는데 돈 받고 일할 수 있어서 매우 기뻤고 일할 수 있는 곳이 있다는 것만으로 감사하다고 생각했다. 정규직 채용보다 비정규직 채용이 훨씬 많기도 했고 정규직으로 들어가기란 하늘의 별 따기였다. 어디서라도 일을 하면서 이제 곧 쏟아질 졸업생들보다, 그리고 아직 자리를 못 잡은 선배들보다 조금이라도 나은 경력을 쌓아야만 했다.

인천까지 가려면 새벽 5시에 집을 나와 직행버스를 타야 해서 아침마다 전쟁이었다. 그나마 여름에는 괜찮았는데 겨울에는 밤에 나와 밤에 들어가다 보니 종일 일만 하는 듯한 기분이었다. 거기다 일은 또 얼마나 힘든지, '이게 정녕 내가 원하는 일이란 말인가? 이렇게는 못 산다!' 하며 매일 밤을 술로 지새웠다. 비정규직이라서 서러웠던 것인지, 아니면 그 병원의 고질적 폐단이었던 것인지, 혹은 리더의 그릇 때문이었는지는 모르겠지만 많은 문제가 있었다. 그중 가장 강렬했던 기억은 포터블 X-ray 장비[8]에 관한 것이다.

하루는 외과계중환자실에서 검사를 하고 나오는 길에 이 장비가 갑자기 멈춰버렸다. 그것도 중환자실 복도 한복판에서 말이다. '맙소사! 너 왜 멈추니? 아무것도 하지 않았는데….' 당황한 마음에 장비를 껐다 켜기를 반복했다. 열 번쯤 끄고 켜도 작동이 되지 않아서 경험이 없던 나는 어쩔 줄 몰라 하며 수석 선생님에게 전화했다. "선생님, 장비가 멈춰서 안 움직여요!" 울먹울먹. 그러자 수석 선생님 왈. "야! 너는 왜 장비를 망가뜨리니? 알아서 끌고 내려와!" 뚝. 전화는 그렇게 끊겼다. 그런 선배가 되지 말아야겠다고 생각한 건, 물론 먼 훗날이었다. 그때는 그런 생각을 할 겨를도 없었으니까. 결국 힘으로 무거운 장비를 낑낑대며 밀었다. 아무리 밀어도 모터가 돌아가지 않아서 잘 밀리지 않았고 진짜 무거웠지만 간신히 전원이 있는 벽에 세워 충전할 수 있었다. 충전 문제였는지 아니면 다른 무엇 때문이었는지는 기억이 나지 않지만 다행히 다시 작동해서 겨우 끌고 내려왔다. 겨울이었는데 온몸이 땀

8 자리에서 움직일 수 없는 중환자실 환자들의 검사를 위한 이동형 X-ray 장비를 말한다.

범벅이었다. 장비에 무슨 문제가 있는지 알아내기 위해 엔지니어를 부르거나 의공팀[9]에 연락했겠지. 그리고 수고했다는 말 한마디라도 해주시겠지. 내가 너무 큰 기대를 했나 보다. 아무런 조치 없이 앉아서 나를 맞이하던 수석 선생님이 생각난다. 지금 돌이켜보니 리더의 그릇 문제였던 것 같다.

온종일 이동형 X-ray 검사를 하고 내려오면 오후 4시 30쯤이었다. 5시가 퇴근이었는데, 정규직 선생님들은 이미 퇴근 준비를 마치고 어디론가 사라져 있었다. 이 시간에도 검사를 기다리는 사람들이 대기실에 있었고, 누군가는 그 사람들을 검사해야 했다. 누가? 내가! 검사를 다 하고 나면 나의 퇴근은 원래보다 늦어지기 일쑤였다. 당직자들이 있었음에도 그들은 왜 나에게 "퇴근하세요"란 소리를 하지 않았던 걸까? 그리고 나는 왜 "들어가 보겠습니다"란 말을 하지 못했던 것일까? '도대체 왜 이러시는 거예요!'를 속으로 거듭 외치며 계약기간인 10개월을 버텼다.

이것 말고도 서러웠던 이야기를 하고자 한다면 차고 넘친다. 다만 이 이야기만 보고 파릇파릇한 새싹들이 병원 취업을 두려워하게 될까 봐 걱정이다. 이건 그 집단만의 혹은 개인의 문제였을 수도 있고, 사실 어려서 주위를 잘 보지 못했던 좁은 시각으로 그려진 모습일 수도 있다. 또한 누군가는 "라떼는~ 너보다 더 심했어"라고 할지도 모르겠다. 누가 더 힘들었고 아니고를 비교하려는 것은 아니다. 트레이닝이나 비

---

9 병원 부서 중 하나로 의공학 지식을 바탕으로 병원 의료기기를 수리하는 엔지니어들이 있다.

정규 계약직의 서러움을 이야기하는 건, 지금은 많은 부분 개선된 것으로 알고 있지만 비단 의료계뿐 아니라 다른 직종에서도 아직 다른 제도와 모습으로 행해지고 있는 이른바 '열정페이'가 근절되기를, 그래서 나와 같은 서러움을 느끼며 일하는 졸업생들 및 사회 초년생들이 이제는 없기를 바라기 때문이다.

비정규 계약직(단시간 계약직)

10개월의 짧았던 병원 생활을 뒤로하고 한 살을 더 먹은 나는 조교로 학교에서 근무하다가 지금의 병원에 '단시간 계약직'이라는 이름으로 취업을 했다(조교로 생활하면서도 취업을 계속 시도했지만 면접에서 번번이 떨어지는 불상사를 겪었다). 단시간 계약직은 비정규 계약직의 한 형태로, 정규직 근로자보다 통상 근로 시간이 더 적은 계약직을 의미했다. 단시간 계약직들은 정규직 근로자처럼 당직(시간 외 근무)을 설 수 없었다. 주 6일 근무를 할 때여서 토요일 근무 일수로 근무 시간을 조절했다. 즉, 단시간 계약직은 토요일 근무 일수가 정규직보다 적었다.

병원에 처음 들어왔을 때 '아! 여긴 천국이구나' 싶었다. 병원이 위치한 분당까지의 출퇴근 거리가 멀다 보니 밤에 나와 밤에 들어가는 것은 똑같았지만 모든 것이 전 병원보다 깔끔했다. 그래, '깔끔하다'는 말로 다 설명이 된다. 종이를 사용하지 않는 병원 시스템이 마음에 들었고, 사람들은 자기 일에 책임감이 있었으며 일 처리도 깔끔했다. 이 병원에서 계속 일하고 싶다. 계약직이지만 열심히 일하자, 그러면 언젠가 기회가 오겠지! 하며 의욕을 불태웠다.

월급은 10여 년 전 기준으로 120만 원이었고 그때도 많은 편은 아니었지만 이렇게 좋은 사람들과 같이 일할 수 있는 것만으로도 너무 감사했다. 그래서 간절했다. 그 누구보다 열심히 일하며 병원 이곳저곳을 뛰어다녔다. 그런 간절함 덕분이었을까? 단시간 계약직 2년을 채운 뒤 당당히 정규직으로 채용되었다. 이 병원에서도 처음 있는 일이라 그때 병원 사보 인터뷰를 하기도 했다. 정규직 인턴으로 채용되기 전까지 매번 정규직 채용에 지원하지 못했었다. 졸업 연차가 걸렸기 때문이다. 항상 막 대학을 나온 졸업생들을 뽑았기에 계약이 얼마 남지 않아 마음을 정리하던 그때 정규직 채용법이 바뀌었다. '나이는 상관없습니다. 능력을 보겠습니다'라고. 졸업 연차에 대한 항목이 사라진 덕분에 늦은 나이에 인턴 생활을 시작하게 되었다. 내 나이 스물여덟이었다.

인턴

인턴, 그 얼마나 달고 싶었던 이름인가? 그해 늦깎이 인턴이 되었다. 인턴이 되어 2년 동안 일했던 병원에서 다시 시작하는 기분은 매우 새로웠다. 좋기만 한 건 아니었다. 인턴은 말 그대로 정규직을 위한 시험 자리이다. 인턴으로 8개월간 근무한 후 인턴 평가를 받는데, 평가에서 떨어지면 이 병원과 나의 인연은 그대로 끝이다. 2년간 계약직으로 일하며 정들었던 선생님들이 이제는 나를 평가한다니…. 그것도 선배, 동료 모두가 말이다. 그러니 이 자리가 나에게 얼마나 어렵고도 두려웠겠는가. 여태껏 알고 지내던 선배들이 무서워졌고, 같이 일하던 동료들이 두려워졌으며, 나보다 병원에 늦게 들어왔지만 인턴으로서는 선배인 이들의 경계에 힘이 부쳤다. 다들 내가 계약직으로 경험을 쌓은 덕분에 인턴인데도 일을 다 할 줄 아는 것이 얼마나 큰 행운인지를 이야기하면서도 은근히 경계했다. 특히 인턴 선배들, 인턴 동기들이 나를 부담스러워 했다. 그 마음도 충분히 이해가 간다(나라도 부담스러웠을 것이다). 하지만 나 또한 주어진 기회를 잡기 위해 무던히도 노력했다.

같이 들어온 동기는 두 명이었는데 한 명은 CT진단실로, 나머지 한 명은 나와 같이 일반진단실로 배정되었다. 일반진단실로 발령받은 동기 J 선생님은 처음에는 매우 부담스러워 했지만 의지할 사람이 둘밖에 없었기에 금방 친해졌다. 대학 때부터 들어온 말이 있다. '동기 사랑은 나라 사랑'이라는 말! 8개월 동안 J 선생님과 서로를 많이 의지하며 지낸 덕분에 재미있는 추억도 많다.

당시만 해도 인턴은 일반진단실에서 리포트를 매주, 인턴일지는 매일 써서 교육담당 선생님과 수석 선생님께 확인을 받았다. 몇 년 만에 쓰는 리포트인지. 정식으로는 대학 졸업 이후 5년 만에 쓰는 리포트여서 주말마다 공부와 문서작성에 열을 올렸다. 정식 리포트는 형식도 매우 중요했다. 리포트 표지를 만들어야 했고, 리포트 하나당 다섯 장이 넘는 분량을 작성해야 했다. 그것은 경쟁이기도 했다. 누가 더 많이 썼는지, 열정이 보이는지가 매우 중요했다.

하루는 이런 일이 있었다. 리포트는 월요일 아침에 제출해야 하는데 그날은 J 선생님이 리포트 표지를 인쇄하지 못하여 나에게 부탁을 했다. 그런데, 아뿔싸! 내가 그만 스펠링을 잘못 써서 준 것이다. 이 자리를 빌려 다시 한번 사죄한다. 너무 미안했고, 정말 일부러 그런 것은 아니었다고. 그리고 지금까지도 같이 일하고 있는 당시의 교육담당 선생님(이제 수석이 되신 선생님)께도 오해를 풀어드려야겠다. 리포트 제목은 ⟨Rotator Cuff Series⟩[10]였다. 그런데 내가 회전근개를 뜻하는 용어를 'Rotato Cuff'라고, 'r'을 빼고 리포트 표지를 만들어준 것이다! 꼼꼼한 교육담당 선생님은 인턴 동기인 J 선생님에게 기본이 안 되어 있다며 화를 내셨다. 나는 J 선생님에게 무릎 꿇고 사과했고 그날 저녁도 사주었다.

인턴은 그런 존재였다. 물론 지금 생각하면 스펠링 하나가 뭐라고 그렇게까지 혼을 냈나 싶기도 하지만, 인턴은 그런 작은 하나에도 태도가 문제였고 정신이 문제였다. 이 이야기를 꺼낼 때마다 J 선생님과 나는 서로 깔깔대며 웃는다. 다행히 둘 다 무사통과로 정규직 발령을 받았다. 드디어 정규직 방사선사로서 나의 첫 꿈을 이루게 되었다. 종합병원에서 일하고 싶다는 대학 새내기 시절의 목표를 이루게 된 것이다.

---

10 로테이터 커프 시리즈. '로테이터 커프(rotator cuff)'란 어깨에 있는 회전근개를 뜻하는 의학용어로 우리 병원에서는 회전근개 검사를 위해 다섯 장의 어깨 사진을 촬영해 진행한다.

💡 정규직 외 병원 근로 형태

비정규 계약직 (비정규직이 정규직이 되려면 채용 과정을 거쳐야 함)	기간제 계약직	기간의 정함이 있는 근로 계약 형태를 말한다.
	단시간 계약직	통상 근무자보다 근로 시간이 짧은 근무 형태이다.
인턴 (정규직 가능성 있음)		인턴은 정규직을 채용하려는 목적으로 선별하여 업무 능력과 소통 능력 등을 확인한 후 정규직 채용 여부를 결정하는 자리이다. 정규직 자리를 원하는 사람이 많아서 경쟁률이 높은 편이다. 요즘은 블라인드 채용이 많아 출신 학교, 나이, 학점 등을 보진 않지만 영어 성적 등이 서류 전형에서 당락을 결정하기도 한다 (보건 계열에 한함). 계약직보다는 계약기간이 짧고 수당도 적다. 복지도 더 제한적이다.

어떻게 보면 방사선학과는 취업을 위한 학과이기도 하다. 이를 깨닫고 미리 준비할 수 있다면 그것이 취업을 위한 가장 좋은 방도가 아닐까 한다.

지금도 병원에는 계약직 근로자가 있으며 정규직 근로자는 주로 인턴을 거쳐 채용된다. 규모가 어느 정도 있는 병원에 정규직으로 채용되고 싶다면 영어 성적은 필수다. 각 병원에서 요구하는 영어 성적을 확인하고 미리 준비하는 것이 좋다. 또한 면접도 매우 까다로운 것으로 알고 있다. 우리 병원만 해도 면접 과정이 '토의면접', '집중면접', '실무진면접'까지 세 차례나 있다. 면접은 채용 과정에서 무엇보다 중요하니 학부 시절부터 준비를 하는 것이 좋다.

처음부터 원하는 병원에 정규직으로 채용되면 좋겠지만 만약 그러기 어렵다면 계약직으로 일을 시작하는 것도 괜찮다고 본다. 계약직으로 경력을 인정받아 정규직 채용 시에 그 경험을 어필할 수도 있기 때문이다. 그러니 어디든 문을 두드려보자!

(제2장)

병원을
만나다

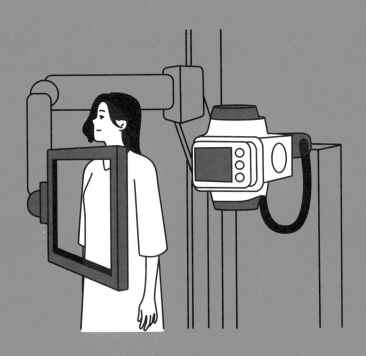

의료 분과 중 하나인
영상의학과

검사를 완료하고 환자들을 배웅할 때 주로 사용하는 안내 멘트가 있다. "오늘 영상 검사는 다 끝났습니다. 오늘 하신 검사는 의사 선생님이 판독하셔서 진료과로 보내드립니다. 진료과에서 결과를 확인하시면 됩니다." 그러면 환자들은 대부분 이렇게 묻는다. "아, 진료과 교수님이 판독하시는 거예요?" "진료과 교수님이 오셔서 영상 확인하시는 거예요?" 이런 반응이 대다수다. 드라마나 영화에서 흔히 보는 것처럼 영상을 보여주며 결과를 설명하는 사람이 진료과 교수이기 때문에 사람들은 대개 어떤 중간 과정이 있는지 잘 알지 못한다.

병원에 내과 전문의, 외과 전문의가 있듯이 영상의학과에도 영상의학과 전문의가 있다. 영상의학과 전문의가 환자를 보기도 하지만 일부에 불과하고 대부분의 경우 환자를 직접 보진 않고 결과물, 즉 X선 사진이나 CT, MRI, 초음파 등 영상 사진을 보고 판독하는 역할을 한다. 영상과 환자의 간접적인 정보(진료 기록, 각종 검사 수치, 처방약)를 통해 각종 병리 및 해부생리를 파악한 후 여러 의견을 제시한다.

실제 예를 들어보자. 유방초음파실은 유방판독실과 긴밀한 관계로 움직인다. 유방판독실의 영상의학과 전문의는 유방촬영, 유방 MRI 판독뿐 아니라 유방 초음파 및 초음파를 이용한 유방 조직검사도 진행하기 때문이다. 또한 그들은 유방외과와도 긴밀한 협력체제로 일을 하는데, 보통 유방외과 진료의는 환자의 상황과 상태를 확인하고 영상의학과 전문의는 환자의 검사 영상을 판독한다. 영상을 통해 환자의 질병 이력 등을 전체적으로 고려하여 판단하고 결과를 내리는 영상의학과 의사들 덕분에 외과 의사들은 그들의 분야에 더욱 집중할 수 있고 환자에게 더 나은 수술 방법과 치료 방향을 결정하게 되는 것이다.

의료 분과 중 하나인 영상의학(Radiology)은 초음파나 CT, MRI, X선 등을 이용해 병을 진단하고 치료하는 임상의학이자, 진료 보조 분과이다. 영상의학과 안에도 의사들의 전문 분야가 따로 있다. 보통은 복부, 흉부, 심장, 유방, 소아, 근골격, 비뇨, 신경, 혈관중재 등으로 나뉜다. 영상의학과 전공의들은 이 전문 분야의 판독실을 4년간 돌면서 모든 파트를 공부한 다음 본인의 전문 분야를 결정하게 된다(모든 영상의학과 전공의가 전문 분야를 선택하는 것은 아니지만 일반적으로 자신의 전문 분야를 선택해서 1~2년 정도 전임의로 더 공부를 하기도 한다).

방사선사가 일하는 부서는 의사의 경우처럼 복부, 흉부 등으로 나뉘지 않고, 장비 혹은 검사원리(source)에 따라 검사실을 분류한다. X선을 이용하여 단순 X선 검사를 하는 곳을 '일반진단실'이라 하고, 이 책에서는 다루지 않지만 투시조영검사[11]를 시행하는 곳을 '투시진단실'이라 하며, 같은 X선을 이용하지만 커다란 통에 들어가 검사하는, 우리가 흔히 'CT'라고 하는 장비를 사용하여 검사하는 검사실을 'CT진단실'이라 한다. CT처럼 커다란 통 안에 들어가 검사하는 것은 같지만 X선이 아니라 자기장을 이용하여 검사하는 장비인 MRI(자기공명영상)로 검사하는 검사실을 'MRI진단실', 초음파장비를 이용하여 검사하는 검사실을 '초음파진단실', X선을 이용하여 실시간으로 X선 영상을 보면서 혈관이나 장기 등을 비수술적으로 검사하고 치료하는 검사실을 '혈관조영실'이라고 한다. 이때 병원마다 각 부서를 지칭하는 표현은 조금씩 다른데, 예를 들어 초음파장비로 검사하는 곳을 '초음파진단실', '초음파 촬영실', '초음파 Unit' 등으로 저마다 다르게 부를 수 있다.

모든 병원에 이 검사실들이 전부 있는 건 아니다. 영상의학과 장비들이 매우 고가이기도 하고 부피가 크다 보니 1차병원에는 일반 X선 검사장비와 초음파장비 정도가 있으며, 보통은 2차병원부터 CT, MRI장비를 볼 수 있고 간혹 혈관중재시술을 하는 병원도 있다. 3차병원에는 모든 파트가 있으며 특히 '핵의학과'나 '방사선종양학과'도 볼 수 있다.

핵의학과와 방사선종양학과는 방사선을 이용하기 때문에 방사선사

---

11 일반 X선 검사와 원리는 비슷하지만 X선이 연속으로 조사되어 동영상처럼 확인할 수 있거나 사진 촬영을 하는 검사이다. 보통 조영제를 사용하는데 X선 투과가 잘 되지 않는 바륨 현탁액과 같은 조영제를 사용한다. 투시조영검사는 검사 건수가 많이 줄어드는 추세이다.

	의료영상						치료
과	핵의학과	영상의학과					방사선 종양학과
검사원리	방사성 동위원소	자기장	초음파	X선			방사선
진단장비	PET, SPECT	MRI	초음파	X선	CT	혈관중재	
검사파트		MRI 진단실	초음파 진단실	일반 진단실	CT 진단실	혈관 조영실	

표 2-1. 의료영상 및 치료 분류를 통한 핵의학과, 영상의학과, 방사선종양학과 구분

가 일할 수 있는 곳이지만 영상의학과와는 엄연히 다른 의료 분과이다. 즉, 영상의학과가 의료 분과인 것처럼 핵의학과, 방사선종양학과도 의료 분과로서 핵의학 전문의, 방사선종양학 전문의가 따로 있다. 핵의학과는 방사성 동위원소를 환자 몸에 주입하여 영상을 만들거나 치료한다. 방사선종양학과는 고에너지의 방사선을 환자 몸에 직접 조사하여 암을 치료한다. 방사선사들은 핵의학과와 방사선종양학과에서도 방사선 관련 업무를 한다.

다음 글부터는 병원에서 방사선사가 어떤 일을 하는지, 어떤 역할로 근무하는지를 알아본다. 내가 근무했던 일반진단실, CT진단실, 초음파진단실은 직접 경험했던 내용 위주로 담았고, 그 외 근무한 적 없는 MRI진단실, 혈관조영실 그리고 영상의학과가 아닌 핵의학과와 방사선종양학과의 이야기는 그 분야에서 5~15년 정도의 경력이 있는 방사선사 선생님들의 도움을 받아 인터뷰 진행 후 풀어냈다.

영상의학과의 꽃,
일반진단실

일반진단실을 '영상의학과의 꽃'이라고 말하고 싶다.

일반진단실에는 온종일 많은 환자가 방문한다. 영상의학과의 파트 중 가장 많은 환자가 방문하는 곳이다. 검사 종류도 많고, 더욱이 뼈 검사는 한 처방 안에서도 여러 방향과 방법으로 몇 장씩 촬영해 검사해야 한다. 일반진단실에서 일하기 위해서는 기본적으로 외워야 할 것도 많고, 쉴 새 없이 몸을 계속 움직여야 한다. 고강도의 서비스직이라고 할 수 있는데 수많은 환자를 대하면서도 몸을 계속 움직여야 하기 때문이다. 체력적으로, 그리고 정신적으로도 아주 고되다. 우리 병원의 흉부 X선만 해도 하루에 대략 700명의 환자를 촬영하며 그 외 일반 촬영은 영상 건수만 3,000건 정도이다. 영상 건수가 3,000건이면 일반진단실에서 검사를 받기 위해 방문하는 환자는 대략 1,500명이라고 보면 된다.

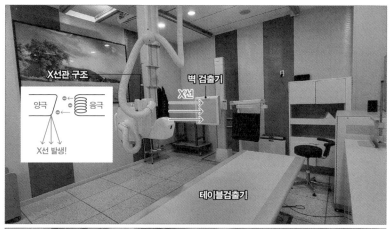

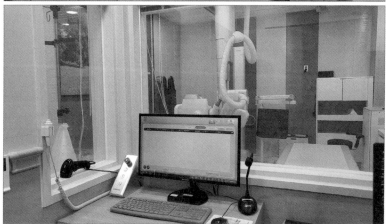

그림 2-1. 일반진단실 검사실의 X선관 모식도(위)와 일반진단실 조정실(아래)

　　나는 인턴으로 근무할 때 동기인 J 선생님과 함께 일반진단실로 발령받았다. 일반진단실에서 가장 먼저 배우는 것은 흉부 X선이다. 흉부 X선은 폐와 심장을 단순히 볼 수 있는 2차원적 사진 검사를 말한다. 폐에 이상이 있어서 촬영하기도 하지만 보통은 여러 목적을 위한 기본적인 검사에 해당한다. 주로 수술이나 입원을 앞둔 환자들에게 이 검사를 하는데 급한 상황에 처했을 때 수술이 가능한지, 마취를 해도 되는지 등 전체적인 몸 상태를 보는 것이다. 그래서 응급실에 온 환자들이 폐에 이상이 없어도 기본적으로 이 검사를 받게 된다. 환자들은 서서 벽 검출기(wall detector)에 가슴을 대고 검사를 받는다. 복잡한 뼈 검사들과 달리 어떻게 보면 매우 간단하다 보니 인턴 혹은 신입이 들어오면 가장 먼저 배우는 검사이기도 하다.

일반 X선 검사란?

일반 X선 검사를 하는 검사실을 영상의학과에서는 '일반진단실' 혹은 '일반촬영실'이라고 한다. 일반 X선 검사란 사진을 촬영하듯이 인체에 X선을 투과시켜 정보를 얻는 2차원적 사진 검사로, 흔히 팔이나 다리 등이 골절되면 가장 처음에 하는 검사이다. 검사장비는 X선관(X선 Tube, X-ray가 발생하는 곳으로 양극과 음극이 존재하며 음극에서 발생한 전자가 양극에 부딪혀 X선 발생)과 검출기(detector, 벽과 테이블로 구성되어 있으며 서서 검사할 때는 벽 쪽 검출기를, 누워서 검사할 때는 테이블 쪽 검출기를 사용)로 구성되어 있다. 과거에는 장비에 필름과 카세트 그리고 현상기가 필요했다면 현재는 직접 방식으로 필름, 카세트, 현상기 등이 필요 없으며 모니터에서 바로 영상을 확인할 수 있다.

앞에서도 말했듯이 우리 병원의 1일 평균 흉부 X선 검사 환자 수는 대략 700명이다. 한 환자의 촬영을 1분 안에 마쳐야 한다. 온종일 왔다 갔다 하면서 "숨 들이마시고 숨 참으세요! 숨 쉬세요!"를 입에서 단내가 나도록 말해야 한다. 물론 상태가 괜찮은 환자들만 찾는 검사실은 아니다. 심장수술이나 폐수술을 받은 후 시간마다 검사를 받는 환자들

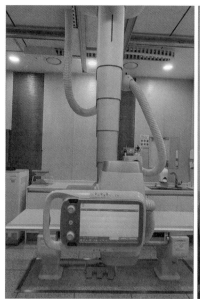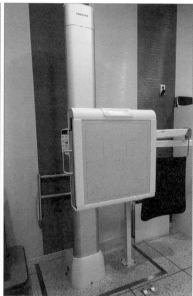

그림 2-2. X선관(왼쪽)과 벽 검출기(오른쪽)

도 있고, 자리에서 일어나기 힘든 환자들도 많이 받는 검사이다. 검사
실에는 거울이 하나 붙어 있는데, 혹여 이런 환자들이 서 있다가 뒤로
쓰러질까 봐 방사선사들은 그 거울을 주시하면서 검사를 진행한다.

이동형 X선 촬영장비

흉부촬영을 하는 또 다른 방법이 있다. 검사실로 내려오지 못하는
환자들을 위해 '이동형 X선 촬영장비'로 검사하는 방법이다. 흉부촬영

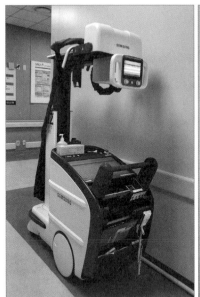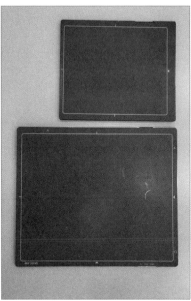

그림 2-3. 이동형 X선 촬영장비(왼쪽)와 이동형 검출기(오른쪽)

은 기본 검사이고 움직이지 못하는 환자들, 즉 중환자들은 패혈증 등 합병증 여부 확인을 위해 매일 흉부 X선 검사를 해야 한다. 보통 중환자실의 환자들은 매일 새벽이나 아침에 흉부촬영을 한다. 어떻게 보면 간단한 검사를 위해 몸을 움직이기 힘든 환자들이 매번 검사실로 올 수는 없는 일이다. 그래서 방사선사가 출동(!)한다. 이동형 X선 촬영장비를 이끌고 말이다.

처음에는 장비를 직접 운전하고 조정해야 하는 것이 너무도 두려웠다. 원체 겁이 많은 성격이다 보니 장비를 끌고 병원 이곳저곳을 돌아다니다가 사람이라도 치는 건 아닐지, 혹은 문에 부딪히지는 않을지 더

력 겁이 났다. 하지만 이내 그건 문제도 아님을 알게 됐다. 재촬영 여부가 더 큰 문제였다. 지금은 이동형 X선 촬영장비도 바로 영상을 확인할 수 있는 DR장비여서 재촬영 걱정은 없지만, 내가 인턴이던 그때는 이동형 X선 촬영장비가 CR장비였다. 이 장비는 촬상판이 따로 있어 영상정보를 저장한 후 현상장비를 이용해 영상을 구현하는 방식이므로 영상을 바로 확인할 수 없기에 검사 후 재촬영이 있는 건 아닌지 매우 불안해하며 내려오곤 했다.

이 검사를 가르쳐준 선배가 했던 말이 있다. "환자 겨드랑이의 수은 체온계를 주의하라!" 영상을 바로 확인할 수 없다 보니 환자들 체온을 재려고 겨드랑이에 넣어놓은 수은 체온계가 영상에 나와 폐를 떡하니 가릴 수 있다는 것이었다. 그때 나는 속으로 '아니, 그것도 확인 안 하고 검사하는 사람이 있나? 당연히 간호사가 확인해주는 거 아닌가?' 하고 생각했다. 그 일이 바로 나한테도 일어났다! 야간 근무를 하던 그날, 외과계중환자실에서 거구의 환자를 간호사와 함께 낑낑대며 검사하고 내려와 현상기에 촬상판을 넣어 현상하던 중 발견했다. '저, 저건?' 하얗게 보이는 기다란 것이 환자의 폐를 가로지르고 있었다. 이럴 수가. 어쩔 수 없이 다시 올라가 재검사를 해야 했다. 질색하는 간호사에게 양해를 구하고 둘이서 다시 낑낑대며 환자를 들어 검사했다. 중환자실 환자들은 스스로 몸을 움직일 수 없어서 간호사들과 함께 환자를 들어 촬영해야 한다. 의식이 없는 환자였지만 X선을 두 번이나 조사했으니 속으로 죄송하다고 거듭 말하고 후다닥 그 자리를 피했다.

지금은 영상을 그 자리에서 확인할 수 있게 되어 이동형 장비를 끌고 내려왔다가 다시 병동으로 올라가야 하는 일은 많이 줄었지만, 당시에는 검사를 잘못해서 재촬영을 하게 되면 마음이 바빴다. 그 검사 하나로 뒤의 일들이 쌓이는 느낌이었고, 더욱이 막내였으니까 아무래도 마음이 편치 않았다. 그래서 다음부터는 꼭 이렇게 물어보게 되었다. "선생님, 겨드랑이에 체온계 없죠?" 그러면 간호사도 환자 몸을 다시 한번 확인해준다. 실수 한 번으로 배운 바가 크다.

처음에 가장 겁을 냈던 장비 이동 문제도 곧 해결됐다. 당시 운전면허도 없던 내가 그렇게나 운전을 잘하는지, 주차를 잘하는지 처음 알았다. 요리조리 피해 가며 빠른 속도로 온 병원을 활보하고, 엘리베이터를 타기 위해 좁은 공간으로 파고들고, 혹은 가끔 숨어서 음료수 한 캔 마실 곳을 찾아 보이지 않게 주차를 해놓기도 했다. 몰랐던 재능을 찾아낸 것이다! 여담이지만 운전면허를 딴 지금도 가장 잘하는 건 주차이다. 남편이 인정했다. 가족이 인정하면 그건 진짜다.

무엇보다 중요한 건 소통

장비 운전 실력 말고도 일취월장했던 한 가지가 더 있었는데 바로 '소통 능력'이었다. 처음에는 중환자실 혹은 병동 간호사들과 종종 의견 충돌을 일으켰다. 중환자들 몸에는 워낙 달린 선이 많아 혼자 검사하기가 불가능하여 간호사들의 도움이 절대적으로 필요하다. 중환자실 간호사들도 이러한 이유로 방사선사들이 뭔가를 혼자 하는 걸 좋아하지 않았다. 함께 손발을 맞추다 보면 여러 이유로 의견 충돌이 일어나는데, 지금 돌이켜보면 '그땐 참 열정적이고 젊었구나' 하는 생각이 든다. 지금부터 방사선사가 중환자실에서 소통의 부족으로 겪을 수 있는 몇 가지 대표적인 상황에 대해 나의 경험을 토대로 소개하겠다.

첫 번째 상황. 가장 흔한 충돌인데 주로 환자가 무거워서 생겨난다. 간호사와 함께 환자 등에 영상판을 넣다 보면 이런 상황이 펼쳐진다.

"선생님, 그쪽 어깨 더 드세요!"

"선생님이 더 드셔야 할 거 같아요!"

환자는 같은 자세로 계속 누워 있다 보니 몸에 언제나 땀이 있다. 그래서 더 번쩍 들어줘야 쉽게 영상판을 넣고 빨리 일을 할 수 있다. 여자끼리라 힘이 없으니 둘 다 최선을 다해 환자를 들면 될 것을, 최대한으로 들지 않고 적당히 들면 서로 화가 나는 상황이 된다. 지금은 그렇게 말하지 않는다. 이전보다 좋게 이야기할 수 있게 됐다.

"선생님, 조금 더 넣어야 할 것 같은데 더 번쩍! 가능할까요?"

두 번째 상황. X선을 촬영한다고 이야기했는데 간호사들이 피하지 않고 주위에 있다가 조사 후 불만을 제기하는 경우이다. 그러면 나도 이렇게 대응하곤 했다.

"선생님! 제가 분명히 두 번이나 말했는데 안 피하셨잖아요!"

"안 들렸다고요. 그렇다고 그냥 조사하시면 어떡해요?"

이제는 목청 높여 크게 이야기하고 그래도 듣지 못하면 곁에 다가가 어깨를 톡톡 두드리고 이렇게 이야기한다.

"선생님, X선 조사할 건데 괜찮으세요? 조금 더 멀리 계세요!"

방사선 거리 역자승의 법칙이란?

선원으로부터의 거리가 두 배가 되면 단위 면적당 방사선 준위는 1/4로 줄어든다. 이를 '방사선 강도는 선원으로부터의 거리 역자승에 비례한다'라고 하여 '역자승의 법칙(Inverse square law)'이라고 부른다. 또한 흉부 X선 검사의 선량 자체는 다른 일반 검사들에 비해 적은 편이므로 X선관에서 거리를 두고 멀리 있다면 방사선으로 인한 영향은 없다.

세 번째 상황. 방금 촬영을 하고 막 중환자실을 나왔는데 중환자실 입구에서 추가 오더가 나서 되돌아가야 하는 경우이다. 예전에는 이럴 때마다 화가 났다. '내가 검사하고 있는 걸 몰랐나? 일부러 이러는 거야?' 하면서 얼굴을 굳혔는데 이제는 이해할 수 있다. 의사의 오더가 처방된 때가 타이밍 안 좋게 내가 중환자실을 나가는 그 순간일 수 있다는 것을. 그 정도는 이제 나도 안다.

네 번째 상황. 이건 병동 환자를 검사할 때 종종 일어나는 일이다. 촬영장비를 가지고 좁은 병실로 들어갔는데 침대에 환자가 없다! 간호사에게 물어보니 환자가 산책하러 나갔단다. 와, 속이 부글부글 끓어오른다(사실 이건 지금도 화가 난다). 그래서 예전에는 이렇게 따졌다.

"(기분 나쁜 어투로) 선생님! 걸어 다니는 환자를 왜 이동형 촬영장비로 검사하죠?"

반면, 지금은 이렇게 말할 수 있게 되었다.

"선생님, 이분은 걸을 수 있으시니, 검사실로 직접 오셔서 검사받아도 되는지 주치의한테 여쭤봐줄 수 있으세요?"

이 외에도 소통 문제로 인한 여러 상황이 펼쳐졌다. 어디서 목소리를 높이지도 못했던 내가 병원에서는 쌈닭(다시 말하지만 열정이 넘치고 젊었다)이 되곤 했지만, 이동형 X선 촬영검사를 담당하며 병원 내 소통의 기술을 많이 배울 수 있었다. 그런 경험 덕분에 이제야 간호사 혹은 직종이 다른 병원 직원들을 향한 배려와 그들과의 대화 방법을 배웠다고, 부끄럽지만 자부할 수 있다.

수술장에서의 근무

일반진단실 근무가 어느 정도 익숙해질 무렵, 수술장 근무를 하게 되었다. 우리 병원에서는 수술장 장비도 일반진단실에서 관리한다. 수술장에서 방사선사는 C-arm장비를 다룬다. 보통 정형외과와 신경외과(척추수술) 수술에서 이 장비를 이용해 실시간으로 영상을 보고 수술을 진행한다.

수술장에서도 웃지 못할 해프닝이 넘치게 일어났다. 수술장에서 가장 중요한 것 중 하나가 오염(contamination)이 발생하지 않도록 주의를 기울이는 일이다. 수술실에서는 환자가 들어와 수술 부위에 소독을 하고 수술 후 퇴실하기까지, 모든 과정이 감염과의 싸움이라 할 수 있다. 소독되지 않은 의료기기나 먼지가 환자의 개방된 수술 부위 혹은 멸균된 수술 도구를 준비해놓은 수술상 위에 닿는 것은 수술 중단을 초래할 수도 있는 중대한 문제이다.

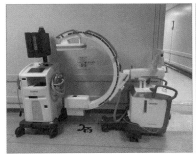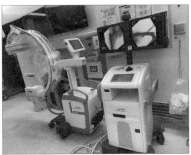

그림 2-4. C자 모양의 C-arm장비

일반적인 수술 과정에서는 소독 후 환자의 수술 부위를 절개하면 본격적으로 수술이 시작된다. 방사선사의 협업도 이때 함께 이뤄진다. 수술방에 입실한 후에 해야 하는 일은 우선 적절한 위치에 장비를 설치하는 것이었다. C-arm은 '그림 2-4'처럼 C자 모양의 장비인데 그 안에 수술대가 위치해야 한다. 그래야 C자 모양의 arm이 수술대를 중심으로 돌면서 여러 각도의 영상을 보여줄 수 있는데, 위치를 잘못 잡게 되면 C-arm을 돌리다가 수술대 아래를 치는 경우가 종종 발생한다. C-arm의 위치가 성공적으로 자리했으면 그 이후의 모든 작업이 오염되지 않도록 주의를 기울여야 한다. 내 작은 실수로 수술 후에 환자에게 올 합병증을 생각해야 한다. 오염을 방지하면서 영상을 잘 보여줄 수 있도록 여러 가지를 고려하며 위치를 잡는 것이 중요하다.

자, 이제 X선 'on'이다. 방사선이 조사되기 때문에 의사 및 간호사들에게 그에 관해 충분히 언급하는 것도 필요하다(방사선사는 납 보호구를 입고 근무한다). 이 모든 것이 물 흐르듯, 수술장의 일부가 되어 수술에 도움을 주어야 한다. 하지만 신입들에게 그게 어디 쉬운 일이겠는가? 매번 선임 선생님이랑 가는 것도 아니었기에, 신입 시절 수술장 기억은 매일 같이 혼나던 일투성이다. 테이블 쳤다고 무서운 정형외과 교수님한테 혼나고, 어떨 때는 크게 혼나다가 "당신 이름이 뭐야?" 하고 물어보시는 말에 얼어붙어 아무런 대답도 못 한 적이 있다. 아무래도 수술실의 집도의는 예민할 수밖에 없다. 작게는 환자의 신체 일부부터 크게는 환자의 목숨을 본인이 오롯이 책임져야 하는 상황, 즉 폭풍이 치는 바다에서 배를 지휘하는 선장이 되어야 하기 때문이다.

정말 많이도 혼났다. 보여줘야 할 부분을 보여주지 못해서 혼나고, X선 타이밍을 맞추지 못해 혼나고…. 피나 뼈를 봐야 하는 것보다 혼이 많이 나서 힘들었다. 그렇게 실컷 혼나고 나서야 간신히 수술장 만렙이 되어 있었다는 슬프고도 아련한 그 시절의 추억이다.

치료 방향의 정확성을 위하여

지금까지 내가 인턴이었던 시절에 이동형 X선 촬영장비를 담당했을 때의 경험과 수술장에서의 에피소드를 다뤘는데, 사실 이 일들이 아니어도 일반진단실에서의 하루는 매일 정신없이 돌아간다. 병원의 다른 곳들도 마찬가지겠지만 특히 일반진단실에는 많은 환자가 정말 끊임없이 방문한다. 또한 검사도 복잡한 편이다. 예를 들어 한쪽 손목

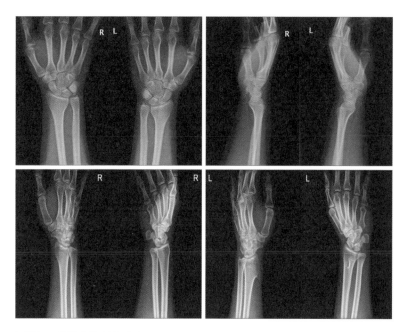

그림 2-5. 양쪽 손목 촬영 사진

을 검사해야 하는 상황에서도 여러 처방이 나곤 한다.[12] 한 방향만 보지 않기 때문이다.

일반진단실은 복잡한 처방과 검사가 이뤄지는 곳이고 방사선사들이 열심히 공부하며 매일 땀 흘려 일하는 곳이다. 이토록 힘들게 일하는데 촬영만 하는 역할로 그치지 않기 위해서는 많은 노력을 해야 한다. 모든 검사는 의사의 처방하에 시행되지만, 사진을 판독하는 영상의학과

---

12 손목 정면(wrist posterior-anterior view) 한 장, 손목 사면(wrist oblique view) 두 장, 손목 측면(wrist lateral view) 한 장까지 처방이 네 건이라면 촬영은 네 번, 양쪽 손목의 검사를 진행한다면 총 여덟 번 촬영하게 된다.

의사보다 환자와 직접 만나 환자 상태에 대해 자세히 이야기할 수 있는 사람은 방사선사이다. 환자 상태를 생각하지 않고 무리하게 촬영을 하거나 왜 해야 하는지 이유조차 모르고 검사한다면 이곳이 계속 찍어대기만 하는 공장같이 느껴질 뿐만 아니라 자신도 발전하지 못한다. 어떤 조직에서든지 성장하고자 한다면('성공'이 아니라 '성장'이라고 이야기하고 싶다) 먼저 내가 하는 일에 관해 낱낱이 잘 알고 있어야 한다.

그렇다면 방사선사들은 검사하기에 앞서 무엇을 알고 기억해야 할까? 무엇보다 환자의 치료 여정에서 이 검사가 왜 필요한지를 알아야 한다. 내가 하는 검사가 이 환자의 치료 순간 중 언제 필요한 것인지, 왜 해야 하는 것인지 등과 같은 전체적인 치료 과정을 알고 있어야 한다.

인턴 시절에 동기인 J 선생님과 나를 원수 사이로 만들 뻔한 '회전근개 촬영'을 예로 들어보자. 환자들은 보통 오십견인 줄 알고 어깨 통증을 견디며 시간을 보내다가 통증이 심해져서 병원을 찾곤 하는데, 그때는 이미 어깨와 팔을 연결하는 근육 및 힘줄이 찢어졌거나 심하면 염증이 생긴 상태인 경우가 많다. 이럴 때는 여러 장의 사진을 촬영해야 한다. '일반 X선 사진에서는 근육과 힘줄이 잘 보이지 않는데도 왜 사진을 여러 장 촬영해야 할까?' 하는 의문이 들 수 있다. 일차적으로는 환자 어깨에 구조적인 문제가 있는지를 확인하기 위함이다. 여러 각도와 방향을 확인해 구조적으로 문제가 있어 보이면 회전근개가 문제일 것으로 판단하고, 추가로 다른 검사의 진행 여부를 결정해야 한다. 일반 X선 검사를 하고 나서 초음파검사를 하기도 하고, MRI로 더 정확한 검사를 하기도 한다. 그런 후 수술로 치료를 할 것인지 아니면 약물로 치료할 것인지 등 정확한 치료 방향을 결정한다.

환자의 정확한 치료 방향을 결정할 수 있게 해주는 그 자리에 우리 방사선사들이 있다. 그 사실을 잊지 않는다면 수많은 환자와 각종 처방이 넘쳐나는 이곳에서 발바닥에 땀이 나게 돌아다니는 중에도 스스로 성장하고 있음을 느끼는 순간이 올 것이다.

+++

막내로서 일반진단실에서의 공사다망했던 생활이 어땠는지 묻는다면 다시 한번 이렇게 말하고 싶다. '일반 촬영은 영상의학과의 기본이자 꽃'이라고. 환자가 병원에 와서 처음으로 하는 검사들, 환자의 치료 방향을 결정하는 데 도움을 주는 검사들, 바로 그런 검사를 하는 현장에 일반 촬영을 담당하는 우리 방사선사들이 있다.

영상의학과의 일 중에서 어떻게 보면 가장 고되고 힘든 일임은 틀림없다. 하지만 그 시절이 있었기에, 힘들었던 막내 시절이 있었기에 더욱 방사선사로서 사명감을 가지고 일을 할 수 있게 되었다고 생각한다. 일반 촬영의 방사선량이 다른 검사들에 비해 적다 하더라도 환자의 피폭선량을 줄이기 위해 조리개와 검사 조건 등을 하나하나 신경 쓰고, 환자와 소통하는 법을 배우고, 왜 이 검사를 하는지 환자의 상황을 파악하고, 최대한 환자가 아프거나 불편하지 않게 검사를 진행했던 그 시절의 노력 덕분에 지금은 능구렁이처럼, 그리고 깐깐하게 일할 수 있게 되었다. 쌈닭에다 맨날 혼나던 그 시절. 다시 하라면 못 할 것 같지만 막내였던 그 시절이 가끔은 그립기도 하다.

감염병동에서 일하는 방사선사

- 신종플루, 메르스, 코로나19 사태를 겪으며

일반진단실에서 빠질 수 없는 것이 있다. 바로 감염병동에서 일하는 방사선사의 이야기이다.

2020년 초, 코로나19 바이러스가 확산되고 대구에서 폭발적으로 확진자가 나와 온 나라가 시끌벅적했을 때 어떤 기사를 읽었다. 방호복에 방사선 보호구까지 착용하고 이중으로 힘든 대구 방사선사들에 관한 이야기였다. 대구 방사선사들이 그러하듯이 우리 병원의 방사선사들도 코로나19 시기에, 그리고 지금까지도 감염병동에서 전염병 환자들의 검사를 매일 진행하고 있다.

우리 병원은 신종플루가 유행한 후 병원 내에 감염병동을 새롭게 증축하기 시작했는데, 감염병동은 메르스를 거쳐 코로나19 시기에는 입원 자리가 없을 정도로 활발하게 사용되었다. 감염병동에 입원한 환자들은 흉부 X선 검사를 받게 된다. 중환자실 환자들처럼 매일 하는 기본 검사이기도 하지만 코로나와 같은 감염질환에는 흉부 사진이 매우 중요하기 때문이다. 특히나 호흡기 관련 감염질환은 폐의 변화가 일반 X선 사진으로 뚜렷하게 보이기 때문에 필수적으로 흉부 사진을 촬영해야 한다. 그래서 감염병동으로 또 매일 출동한다. 방사선사인 우리는 방호복을 입고 감염병동으로 향한다. 이때 보통은 C-Level, D-Level 방호복을 입는다. A-Level 방호복이 방호 단계가 가장 높고 D-Level 방호복이 방호 단계가 가장 낮다. 코로나 병동에 입실할 때는 D-Level 방호복을 입는다. 6개월마다 방호복 탈착의 교육을 이수해야 감염병동에 입실할 수 있다.

사실은 방호복을 입고 감염병실에 들어간다는 것이 무서웠다. 방호복 탈착을 하면서 실수가 있을 수 있고 환자의 감염분비물이 어딘가에 묻어 있을 수도 있기 때문이다. 감염병에 걸릴까 봐, 그래서 내가 그 감염병을 다른 곳으로 옮기게 될까 봐 무서웠다. 이차적으로 방호복을 입으면 무척이나 덥고 힘들다. 방호복 안에는 정말 아무것도 들어오지 않는다. 공기조차 통하지 않는 옷을 입은 채로 환자를 들고 영상판을 환자 등 밑에 넣는 등 몸 쓰는 일을 해야 한다. 보호안경에 습기가 차기도 한다. 이렇게 한 환자를 힘들게 검사하고 나면 또 다른 방호복으로 갈아입고 다른 환자를 검사해야 한다. 방호복 탈착 시간이 생각보다 길어서 세 명만 촬영한다고 해도 1시간이 훌쩍 넘어간다.

검사를 무사히 마쳤을 때는 마치 대구의 방사선사들처럼 뿌듯한 마음이 들었다. 물론 의사와 간호사의 노고에 비할 일은 아니지만 그래도 관련 뉴스가 나올 때마다 자랑스러움을 느꼈다. '방사선사가 나의 천직이고 소명이오~' 하면서 일하는 것은 아니지만 알아주는 것만으로 힘이 날 때가 있다. 나의 일이 미약하게나마 도움을 주고 있다는 것에 감사했다. 비록 깊은 고민 없이 선택했지만 방사선사라는 직업이 빛을 발하는 순간이었다고 생각한다.

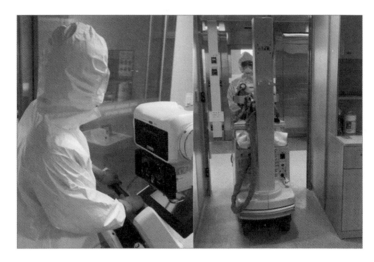

이동형 촬영장비를 끌고 감염병동으로 입실하는 모습

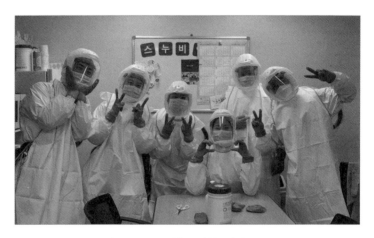

6개월마다 이수해야 하는 D-Level 방호복 탈착 교육 중

영상의학과에서 가장 위험한 검사실, CT진단실

CT진단실에서의 근무는 항상 두려웠다. 일반진단실에서의 일은 몸이 힘들었다면, 이곳에서의 일은 마음이 너무도 힘들었다.

병원에서 행해지는 검사들이 대체로 그렇지만 나의 짧은 생각으로는 CT검사가 영상의학과 내에서 가장 위험한 검사인 것 같다. 우선 '단층촬영'이라는 영상을 구현하기 위한 방사선 피폭량이 너무 많다. 여러 방향에서 X선을 투과시킨 후에 정보를 얻어 재구성하기 위해서는 고에너지의 X선이 조사가 되어야 한다. 그래서 CT검사 시에는 잘못 촬영했다고 해서 다시 촬영하는 일은 잘 없다. 모든 검사가 그렇지만 CT검사를 처음 배울 때 가장 많이 들었던 말은 '처음부터 잘해야 한다'는 것이었다.

CT검사란?

'컴퓨터 단층촬영(Computed tomography)'이라고도 하는 CT검사는 X선을 이용해 영상을 구현한다. X선을 우리 몸 여러 방향으로 투과시켜 검출기를 통해 X선의 흡수 차이를 구한 다음 컴퓨터로 재구성하여 인체의 단층영상과 3차원적인 입체영상을 얻어낼 수 있다. 일반 X선 촬영에선 X선관이 고정되어 X선을 발생시킨다면, CT검사에선 X선관과 검출기가 360°로 계속 회전하면서 우리의 몸 여러 방향으로 X선을 투과시킨다. CT검사가 일반 X선 검사보다 방사선량이 더 많은 이유이다. 하지만 일반 X선 검사보다 많은 정보를 얻을 수 있고 3차원적 영상 구현도 가능하며, 조영제를 이용하여 조직이나 혈관의 이상 유무를 찾아낼 수 있어 매우 유용한 검사 방법이다.

언제나 조심 또 조심

CT검사에서 '처음부터 잘해야 한다'는 말의 의미는 무엇일까?

첫 번째로 그건 '환자'에 관한 이야기다. 환자에게 충분한 공을 들여야 한다. CT검사는 일반 X선 검사보다 소요되는 시간이 길기 때문에 촬영하는 동안 환자가 호흡을 잘 참고 움직이지 않아야 판독의가 원하는 영상을 얻을 수 있다. 예를 들어 검사 범위가 상복부부터 골반까지라고 한다면, 상복부를 검사할 때는 숨을 잘 참았지만 골반 쪽 검사 시에는 숨을 잘 못 참거나 내쉬게 되면 골반 쪽 영상은 흔들린 채로 촬영된다. 의료영상도 사진이다. 빠르게 달리는 물체를 사진으로 정확하게 촬영하기 어려운 것과 같다. 환자가 움직이지 않아야 정확하고 흔들리지 않는 사진이 나오기 때문에 환자의 호흡 조절이 중요하다. 환자가

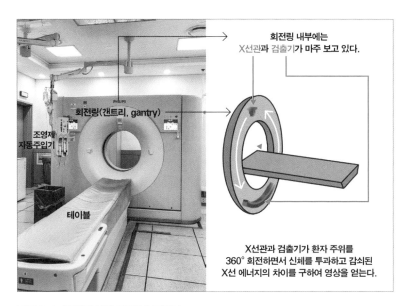

회전링 내부에는
X선관과 검출기가 마주 보고 있다.

회전링(갠트리, gantry)

조영제
자동주입기

테이블

X선관과 검출기가 환자 주위를
360° 회전하면서 신체를 투과하고 감쇠된
X선 에너지의 차이를 구하여 영상을 얻는다.

그림 2-6. CT진단실과 CT장비 모식도

검사에 대해 충분히 이해하지 못했거나 호흡 연습을 제대로 하지 못해 검사 시 움직이고 호흡을 참지 못한다면 검사를 다시 해야 하는 상황이 발생할 수 있다. 우리는 늘 환자의 방사선 피폭을 생각하고 있어야 한다. CT검사가 방사선 피폭보다 이득이 더 많기에 검사를 시행하는 것이다. 하지만 불충분한 검사자의 태도가 환자에게는 불필요한 피폭을 발생시킬 수 있음을 기억해야 한다.

두 번째로는 환자 몸에 들어가는 '조영제'[13]에 관한 이야기이다. 조

---

13 조영제는 CT검사뿐 아니라 MRI검사, 초음파검사, 혈관조영술, 투시조영검사에도 쓰인다. 각각의 장비에 따라 조영제의 기전과 종류가 달라진다.

영제란 영상 검사 시에 영상의 대조도를 높여주어 조직이나 혈관의 병변이 잘 보이게끔 도와주는 약품이다. 먹는 조영제도 있지만 CT검사에서 사용하는 조영제는 요오드계의 약으로서 혈관으로 주입한다.

조영제로 인한 사고 원인은 두 가지이다. 먼저 '조영제 부작용'이 있다. CT진단실에 와서 가장 무서웠던 건 검사 후에 환자가 그대로 뒤로 넘어가는 경우였다. 이것은 부작용 중에서도 가장 심각한 아나필락시스 쇼크(Anaphylactic shock)다. 아나필락시스 쇼크란 특정 물질이 몸에 주입되었을 때 일어나는 알레르기 반응이라고 생각하면 되는데 이 알레르기 반응이 일반적인 두드러기나 가려움증과는 다르게 나타난다. 아나필락시스 쇼크 증상이 나타났을 때 바로 조치하지 않으면 환자는 사망에 이르게 된다. 보통은 기도가 부어서 숨을 쉴 수 없기 때문이다.

CT진단실에서 근무하기 전까진 조영제 알레르기 반응이 이렇게나 많은지 미처 몰랐다. 알레르기 반응이 나타났을 때는 얼마나 빠르고 정확하게 대처하느냐가 관건이다. 우리 병원의 영상의학과에는 '진달래'라는 응급호출 시스템이 있어서 이 시스템을 통해 환자에게 알레르기 반응이 나타났을 때 바로 의료진을 부를 수 있다. 물론 같이 근무하는 영상의학과 간호사가 응급처치를 하지만 때에 따라, '매우 종종' 영상의학과 의사뿐 아니라 심폐소생술(CPR)팀을 부르는 경우도 비일비재했다. 다행인 건, 지금은 알레르기 내과와의 협진을 통해 조영제 부작용이 있는 환자들을 관리하고 있어 빈도수가 많이 줄었다는 점이다.

내가 일반진단실에서 근무지가 이동되어 CT진단실 막내로 근무하던 때만 해도 검사 종료 후 환자가 일어나다 갑자기 쓰러지는 일도 많

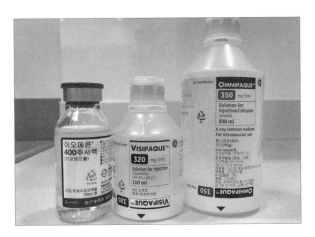

그림 2-7. CT조영제

았다. 걷다가도 쓰러졌고, 조영제를 넣기 위해 확보했던 정맥주사 라인을 제거하다가도 쓰러졌다. 이런 환자가 (조금 과장을 보태서) 하루에 한 명은 꼭 있었으니 말이다. CT진단실에서 일하며 환자 안전사고에 관해 많이 배울 수 있었고 마음가짐도 크게 달라졌다. 검사가 끝나면 항상 환자를 꼭 붙잡았다. 괜찮으니 놓으라고 하는 환자가 있어도 옷을 붙들고 놓지 않았다. 심지어 환자가 짜증을 내도 "쓰러지실 수 있어서 잡아드려야 합니다. 이렇게 멀쩡하다가도 쓰러지시는 분들이 종종 있어서요"라고 하며 손을 놓지 않고 환자를 의자까지 안내했다. 환자 안전사고를 예방하기 위해서는 미리미리 준비하는 것이 중요하다. 언제나 미리 준비하고 대비하자!

　조영제로 인한 또 다른 사고 원인으로 조영제가 혈관을 통해 들어가다가 혈관을 터뜨리는 것, 즉 '혈관 누출(extravasation)'이 있다. CT조영제는 점도가 매우 높은 특성이 있다. 실제로 만져보면 끈적하다. 점도 높은 조영제가 보통 3ml/s로 혈관에 들어간다. 다시 말해서 1초당 3ml의 양이 주입되는데, 주입하는 동안 환자의 혈관을 만져보면 조영제가 들어가는 것이 내 손에 고스란히 느껴질 정도이다. 하지만 아픈 사람일수록 혈관이 가늘고 약해서 혈관 누출 사고가 쉬이 일어날 수 있다. 그렇기에 이러한 환자들에게 조영제 누출 사고가 일어나지 않도록 더욱 주의를 기울여야 한다.

이런 의문이 들 수도 있다. '그러면 조영제 주입 속도를 천천히 하면 해결되는 문제 아닌가?' 하고 말이다. 하지만 CT검사 매뉴얼에 따르면 조영제를 주입한 후 몇 초 뒤에 바로 검사를 시행해야 한다. 이는 혈액이 심장을 거쳐 각 장기에 도달하는 시간을 계산해서 정한 검사 시간이므로 판독이 용이한 영상을 만들기 위해서는 조영제의 주입 속도와 양을 맞출 필요가 있다. 왜냐하면 우리 일은 '환자의 안전을 최우선으로 하면서 최적의 영상을 만들어내는 것'이므로 조영제가 들어가는 속도가 정말로 중요하다. 물론 혈관이 너무 약하거나 빠른 속도로 주입하기가 어려울 것 같으면 천천히 주입하는 것이 좋다. 환자의 안전이 최우선이기 때문이다. 조영제가 누출되어 피하조직에 있으면 흡수가 되지 않다 보니 피부괴사, 염증 등을 일으킬 수 있어서 더욱 조심해야 한다. 미리미리 조심하고 대비한 덕분에 7년간 CT진단실에서 근무하는 동안 혈관 누출 사고는 한 건도 겪지 않았다. 내 자랑을 하는 것이 아니라 이는 검사자가 조심하고 충분히 주의를 기울인다면 예방할 수 있는 사고라는 의미이다.

밤, 응급실 그리고 CT 진단실

CT검사는 매우 유용하다. 10~15분 안에 굉장히 빠르게 검사할 수 있고, CT검사 사진은 일반 X선 사진보다 많은 양의 정보를 담고 있기 때문이다. 응급으로 뇌출혈, 뇌경색, 심근경색 등을 평가할 수 있고, 일반 X선 사진에서 발견하지 못한 미세 골절을 발견할 수도 있다. 그렇기에 응급 검사도 많다. 응급실은 24시간 운영되므로 직원들이 교대근무를 한다. '밤', '응급실' 그리고 'CT진단실'. 이것은 방사선사가 근무 중에 굉장히 다양한 일을 많이 겪을 수밖에 없는 조건이다.

하루는 술에 거나하게 취한 아저씨가 오셨다. 넘어져서 생긴 상처가 이마에 있었다. 뇌에 출혈이 없는지를 검사해야 했다. 하지만 아저씨는 술기운에 검사를 거부했고 나를 때릴 것 같은 위협적인 태도로 막말 대잔치를 벌였다. 거기다 술을 과하게 먹어서인지 진짜 머리가 아파서였는지, 그만 CT진단실 바닥에 속 내용물을 보이셨다. 아, 막걸리 드셨구나! 나도 취하는 기분. 결국 그분이 술기운으로 잠들고 나서야 검사를 진행할 수 있었다.

이 정도의 일은 늘 있었다. 물론 정말 응급인 환자들이 오기도 한다. 대동맥 박리라거나 심근경색, 뇌출혈, 뇌경색, 교통사고…. 안타까운 일도 많이 봤다.

한 가족에게 교통사고가 났는데 나와 비슷한 나이의 엄마만 크게 다쳤다. 아이들은 가벼운 타박상 정도라 일반 X선 검사만 받은 뒤 이모와 함께 응급실 밖에 있고, 아빠는 울고 있었다. 엄마는 뇌 CT와 외상용

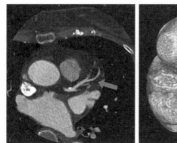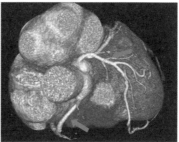

그림 2-8. 가슴 통증으로 응급실에 온 환자의 심장 조영 CT 결과. 관상동맥이 잘 보인다.

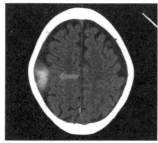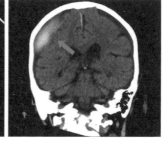

그림 2-9. 하얗게 보이는 곳이 출혈 소견으로 급성 지주막하 출혈을 확인할 수 있다.

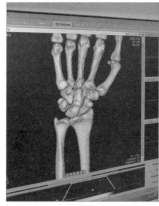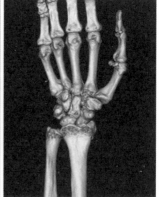

그림 2-10. 손목뼈 3D 영상. CT 영상 데이터로 볼륨 영상을 만들 수 있다.

혈관 CT(우리 병원 CT 오더로 교통사고 등 외상 환자들에게 사용하는 검사 처방)를 촬영했는데, 뇌부종이 매우 심한 상태로 한쪽 내경동맥에 손상을 보이고 있었다. 그 환자는 꽤 오랫동안 우리 병원 중환자실에 있어야 했다.

의료진들이 연락도 없이 급하게 CT진단실로 들어오는 일도 많다. 아, 이번에는 젊은 임산부와 같이 왔다. 부부 싸움 중 임신한 아내가 갑자기 쓰러졌다고 한다. 뇌출혈이었다. 배 속에 아이가 있어 원래 방사선 노출은 안 되는 것이나 지금은 이것저것 따질 겨를이 없다. X선을 차폐하는 보호복인 납복으로 배를 덮어주고 머리 혈관 조영 CT검사를 진행했다. 나의 일은 여기까지라, 그 뒤에는 어떻게 되었는지 잘 모르겠다. 일반적으로 환자들은 응급 검사를 받은 뒤 빠르게 수술장이나 시술장 혹은 다른 병원으로 옮겨졌다.

급박한 상황이 많이 일어나는 만큼 우리 또한 급박하고 빠르게 검사를 진행해야 하는 경우가 많다. 검사를 하고 나면 진이 다 빠져 힘들기도 하지만, 그래도 검사를 무사히 정확하게 마쳤을 때는 안도의 한숨을 내쉬며 뿌듯함을 느끼기도 했다.

CT검사, 이것만은 기억하자

CT진단실에서 7년간 근무하면서 가장 크게 배운 건 '환자 안전'에 관한 것이었다. 검사를 하다 보면 예측하지 못한 별의별 일이 일어나기 마련이다. 같이 일하던 S 선생님의 한 일화는 '병원에서는 어떤 일이 일어날지 정말 모르겠다'라는 생각이 들게 한다.

S 선생님이 휠체어를 타고 온 환자에게 CT검사를 했는데 끝나고 다시 휠체어로 옮기는 과정에서 사고가 났다. 휠체어를 한쪽만 고정하고 (한쪽만 고정했다! 매뉴얼대로라면 양쪽 모두 고정해야 했다) 환자를 옮기는 과정에서 휠체어 시트가 반으로 찢어졌다. 환자는 크게 다쳤고 S 선생님은 그 일로 경위서를 작성했다. 이 일은 과연 누구의 잘못일까? 가죽 휠체어 시트가 찢어지다니, 미리 조심했다고 방지할 수 있는 일이었을까? 병원에서 일할 때는 언제나 조심하지 않으면 안 되겠다고 생각했다. 앞서 이야기했던 선량이나 조영제 사고는 아니지만 사람 일은 어떻게 될지 모르고 한순간의 부주의로 무슨 일이 일어날지 모른다는 것을 항상 명심해야 한다. '미리 예측하고 준비할 것!' 이것이 내가 CT진단실에서 배운 가장 큰 깨달음이었다.

사실 나는 CT진단실에서 근무했을 때 가장 열정적이었다. 40대인 지금도 열심히 일을 하고 있지만 예전보다는 경험에서 나오는 여유가 생겼다면, 30대였던 그때는 모든 걸 쏟아부으면서 배우고 공부하고 검사를 진행했다. CT 영상해부학[14]을 다시금 머리부터 발끝까지 공부한다는 마음으로 파고들었고, CT장비의 각 조건 등 장비에 대해서도 여러 가지를 흡수하려고 했다. CT장비 회사의 엔지니어를 붙잡고 그 원리에 대해 자세히 묻기도 했다. 그렇게 공부했던 기억 때문인지, CT진단실에서 근무했던 시절을 떠올리면 지금도 마음속에 열정이 샘솟는

---

14 영상해부학은 일반 해부학이 아닌 영상에서 인체가 어떻게 보이는지를 공부하는 학문이다.

것 같다. 여전히 CT진단실 업무에 대한 애정이 넘치고 있음을 깨닫는다. 그만큼 방사선사로서 정말 많은 걸 보고 배울 수 있는 곳이기 때문이다.

열정을 가지고 일하던 선배로서 CT검사에 관해 당부하고 싶은 것들이 있다.

첫 번째, 앞에서도 말했던 환자 안전에 주의해야 한다. CT검사는 빠르게 진행할 수 있고 이 검사를 통해 많은 정보를 알 수 있어 매우 유용한 검사임이 틀림없으나 높은 방사선량, 조영제의 위험성, 낙상 우려(환자가 누워 있는 테이블이 매우 높이 올라간다) 등이 있어 환자 안전사고와 직결되는 검사이다. 수년간 영상의학과에서 일한 나의 짧은 소견으로는 영상의학과 내에서 사건·사고가 가장 크게 일어날 수 있는 곳이 CT검사실인 것 같다. 어느 순간부터 CT검사 건수가 많아지면서 마치 흉부 X선 사진 검사처럼 '빨리빨리'가 당연시되고 있는 건지도 모르겠다. 하지만 이 검사를 진행하는 방사선사는 CT검사의 위험성을 항상 마음속에 품고 일했으면 한다.

두 번째, 해부학을 공부해야 한다. CT장비 기술이 계속 발전함에 따라 검사 방법이 다 짜여 있고 '다음' 버튼만 누르면 바로 검사가 가능하게 되었다. 물론 범위 등은 검사마다 다르니 잘 알아야 하고 외워야 한다. CT검사가 재미있는 이유는 여기서 검사자의 숙련도가 보인다는 점에 있다. 이미 짜여 있는 검사 순서를 따를 수도 있지만 방사선사가 해부학과 질병에 대해 잘 알수록 더 좋은 영상을 만들 수 있다.

세 번째, 장비에 대해 공부해야 한다. 방사선사는 장비를 다루는 사람이다. 장비를 이용해 검사하지만 장비의 정도관리도 하게 하는데, 장비의 품질관리를 위해 각 장비의 표준검사 도구인 팬텀(Phantom)을 이용해 장비를 관리한다. 물론 CT 같은 경우는 표준검사 도구를 이용해서 엔지니어들이 검사를 해주고 정도관리도 하지만 방사선사 또한 어떤 검사를 진행하는지는 알아야 한다. 또한 각 영상을 구현하는 조건들과 검사변수(parameter)[15]들도 잘 알고 있어야 한다. 이러한 변수를 알지 못한다면 피폭선량을 세심하게 조절할 수 없을뿐더러 판독에 용이한 영상을 구현하기도 어렵다. 그냥 검사해도 나오겠지만 이러한 작은 노력이 분명 방사선사들 사이에 차이를 만들 것이라 생각한다.

+ + +

CT검사는 MRI검사에 비해 검사 속도가 빠르고 비용이 저렴하다. 물론 검사 방법을 두고 둘 중 어느 것이 더 좋고 안 좋고를 따질 수는 없다. 두 검사의 장단점이 매우 다르기 때문이다. 하지만 급성 뇌출혈, 혈관 누출, 연부조직의 장기적 질환, 심장 혈관 등의 영상을 구현하기에 조금 더 용이하다는 이유로 우리나라의 CT검사 건수는 점점 늘고 있다.

2022년 7월 14일에 보건복지부가 발표한 〈제5차 국민보건의료실태

---

15 영상을 만들기 위한 관전압, 관전류부터 테이블 이동 속도 등을 이야기한다. 이러한 검사변수는 장비가 들어와 세팅되는 과정에서 이뤄지지만 세심하게 검사 과정에서 조절하기도 한다. 환자의 혈관 상태에 따라 스캔타임을 늦추는 등의 조절이 있을 수 있고 조영제 관련해서도 방사선사가 이를 통해 환자의 안전을 최우선으로 하면서 최상의 영상을 만들어낼 수 있다.

조사 결과〉에 따르면 2020년 기준으로 우리나라 의료 기관의 CT 촬영 건수는 총 1,200만 건에 달한다. 국민 4.25명당 1명꼴로 1년에 한 번은 CT검사를 한다는 의미이다. 의료 기관이 가지고 있는 CT장비 수 또한 2020년 기준으로 1,744대이며 매년 늘어나고 있다. 이렇게 많은 사람이 CT검사를 하고 또 많은 병원에서 CT장비를 늘리고 있다. 우리 병원에도 올해만 CT장비 두 대가 새로 들어왔다.

CT장비 기술은 빠르게 발전하고 있다. 기술의 발전에 발맞춰 방사선사 역시 장비에 대한 이해도를 높이고, 환자에게 가해지는 피폭선량에 대해서도 파악하고 공부해야 한다. 우리의 이런 노력이 치료 과정에 있는 환자에게는 방사선 피폭량을 줄여주는 등 작게나마 도움이 될 것이라 확신한다.

영상의학과의 잠재력,
MRI진단실

몇 해 전에 MRI검사를 받은 적이 있다. 머리 검사였는데, 그때 처음으로 나에게 폐소공포증[16]이 있다는 것을 알게 되었다. 처음에는 별생각 없이 MRI장비에 누워 커다란 통으로 들어갔는데 비좁은 곳에서 가슴이 뛰기 시작했다. 눈앞이 빙빙 돌았고 입안에는 침이 고였다. 춥지말라고 덮어준 이불이 너무도 무겁게 느껴졌다. 이 상황을 견디기 힘들었던 나는 손에 쥐고 있던 벨을 눌렀다. 이 벨은 검사 중 힘들거나 무슨일이 생기면 눌러서 바로 직원을 부를 수 있게 하는 용도이다.

이러한 증상이 폐소공포증인 걸 알게 되었다. 다행히 정도가 심하

---

16 불안장애 중 공포장애의 범주에 속한다. 엘리베이터, 터널, 비행기 등 닫힌 공간에 있는 것을 두려워하여 이를 자꾸 회피하고 미리 걱정해 일상생활에 영향을 받는 상태이다.

지는 않아 장비를 통해 불어오는 바람을 느끼며 이불을 덮지 않은 채로 눈을 꼭 감고 버텨서 검사를 마무리할 수 있었다. 방사선학과 전공과목인 덕분에 그 원리와 과정에 대해서도 잘 알고 있는 내가 MRI검사를 이렇게 힘들게 받을 줄은 정말 꿈에도 몰랐다. MRI장비는 CT장비보다 통이 길고 구멍의 지름은 작다. 통증이나 부작용은 거의 없지만(MRI검사 때도 조영제를 사용하나 MRI조영제 부작용은 CT조영제의 부작용보다 발생 확률이 현저히 낮다) 대신 시끄러운 소리로 인한 불편감과 좁은 원통 속에서의 답답함을 느낄 수는 있다. 그래서 나처럼 폐소공포증이 있는 사람들은 쉽게 하지 못하는 검사이기도 하다.

MRI검사란?

MRI장비는 쉽게 말해 '큰 자석(자기장)'과 자석을 감싸고 있는 '코일(라디오고주파[17]를 만들어냄)'로 구성되어 있으며 그 원리는 다음과 같다. 우리 몸은 70%가 물이고 물을 구성하는 수소의 원자핵을 이용하여 영상을 만들어낸다. 수소의 원자핵은 평소 제각각 다른 방향으로 움직이고 있는데 강력한 자기장 안에 들어오게 되면 자기장 방향을 축으로 회전, 즉 세차 운동을 하게 된다. 세차 운동 중인 원자핵에 다양한 라디오고주파를 쏘이게 되면 공명된 수소 원자핵이 에너지를 흡수했다가 방출(이완)하며, 이때 방출되는 에너지 차이(신호)를 디지털 정보로 변환하여 영상화한다. X선을 이용한 검사가 아니므로 방사선에 대한 노출이 없고 조직 간 대조도가 매우 좋다. 반면 시간이 오래 걸리고 검사 비용이 큰 것이 단점이다.

17 라디오고주파(radio frequency, RF)는 전자기파의 일종으로 대역폭이 3kHz에서 300Khz까지 인 무선주파수 영역이다. 이 영역에는 AM 및 FM 라디오, 텔레비전, 휴대폰 등 우리가 일상적으로 사용하는 다양한 무선통신 기술이 포함된다.

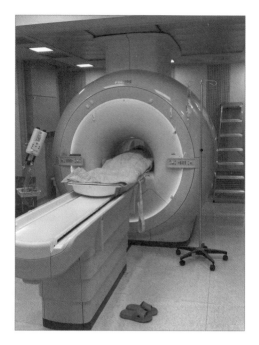

그림 2-11. MRI장비

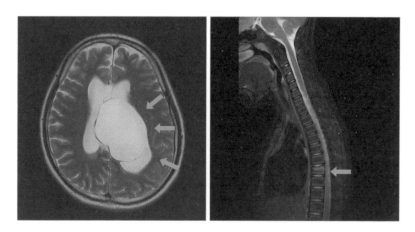

그림 2-12. 뇌종양 MRI(왼쪽)와 척추 중 흉추 일곱 번째 급성 압박골절 MRI(오른쪽) 영상

환자 입장에서 생각하기

MRI검사를 받으러 오는 환자 중에는 폐소공포증, 공황장애, 불수의적 움직임 등이 있거나 소아 환자처럼 긴 검사 시간을 본인의 의지로는 버틸 수 없는 이들이 있다. MRI검사 처방을 낸 외래 진료과에서는 이런 환자를 위해 진정 처방도 함께 발행하게 된다. 하지만 이 경우가 아니면서 MRI검사 중에 갑작스럽게 답답함과 공포심을 느껴 검사 중단을 요청하는 환자가 있을 수 있는데, 그럴 때는 진정제를 처방하는 대신 보호자와 함께 검사를 진행하도록 하면 대체로 조금 더 진정된 마음으로 무사히 검사를 마치게 된다.

일반적으로는 환자의 배우자나 자녀가 보호자 역할을 하지만 반드시 그래야 하는 건 아니다. MRI검사실에서 근무한 선생님과 인터뷰를 할 때, 이와 관련해 기억에 남는 환자가 있냐는 질문에 선생님이 들려준 에피소드가 있다. 한 중년 여성 환자가 주섬주섬 준비하는 남편은 거절하고 사위와 검사받겠다고 한 적이 있었다고. 멋쩍은 표정의 남편, 검사실 직원들에게 도움을 요청하는 듯한 간절한 눈빛의 사위…. 유방검사인데 사위와 해도 괜찮을까? 하는 모든 직원의 당황스러움을 뒤로하고 환자는 사위와 검사를 무사히 잘 받고 가셨다.

MRI검사실에서 근무하는 방사선사는 검사 처방과 목적에 맞게 정확한 검사를 수행하는 것뿐만 아니라, 환자의 입장을 이해하고 그가 최대한 편안하게 검사받을 수 있도록 지원하는 것도 중요하다(사위와 검사받게 해준 검사실 선생님들 멋지다!). 나의 MRI검사를 도와준 선생님은 기기

안에 바람을 불어주고 내 손을 잡아주면서 계속 안심이 되는 말을 들려주어 검사를 진행할 수 있게 해주었다. 이보다 더 심한 사람도 있으니 환자 상태를 잘 확인하며 검사를 해야 한다. 또한 검사 중 환자가 불편한 자세 때문에 몸을 움직이거나 갑자기 답답함을 호소하며 검사 중단을 요청한다면 아무리 실력 좋은 검사자라 해도 검사를 온전히 수행할 수 없음을 생각하며 임해야 한다.

MRI진단실에서 10년을 근무한 선생님과의 인터뷰 중에서 특히 인상적이었던 건, 검사 전에 환자에게 MRI검사를 해본 적이 있는지 꼭 물어본다는 말이었다. 한 번이라도 경험을 해본 것과 그렇지 않은 건 천지 차이라고 한다. CT와는 다르게 더 좁은 통 속에서 오랜 시간, 최소 30분 이상은 있어야 하고 소리도 굉장히 크기 때문이다.

한번은 이런 일이 있었다. 건강검진 목적으로 우리 병원이 아닌 다른 건강검진 전문병원에서 MRI검사를 받으려고 기다리고 있는데 어디선가 큰소리가 났다.

"너무 시끄러워서 검사를 못 하겠어! 이렇게 시끄럽게 만든 이유가 뭐야? 시끄럽지 않은 장비를 사든가! 이게 말이 돼?"

"처음에 말씀드렸어요! 검사 자체가 시끄럽습니다!"

MRI검사실에서 근무한 적은 없지만 이 검사를 받아본 적이 있고 왜 그토록 시끄러운지 잘 알아서 환자의 항의가 정말 말이 안 된다고 생각했다. 억지를 부릴 게 따로 있지, 하면서 옆에 있던 남편과 그 환자를 험담했다. 같은 방사선사로서 환자의 항의를 받는 직원에게 동질감을 느꼈던 것도 같다. 시끄럽다면서 장비가 이상하다고 소리 지르는 환자가 참 이상해 보였다.

하지만 나중에 MRI진단실 선생님과 이런 이야기를 하면서, 검사 내내 시끄러운 소리가 나는 것에 대해 환자가 불만을 터뜨릴 수도 있겠다는 생각이 들었다. 선생님도 별반 다르지 않은 상황을 여러 번 겪었다고 한다. 환자가 검사 중간에 짜증을 부리거나 화를 내며 '본인을 실험 대상으로 연구하는 중인가', '왜 이렇게 시끄러운가', '도대체 언제 끝나나' 하고 물어봐서 확인해보면 CT검사와 착각하는 이들이 많다고 했다. 장비의 외형을 보고 일반인들이 CT와 MRI를 구별하기란 쉽지 않은 게 사실이고 CT검사보다 훨씬 시끄럽고 힘든 검사임은 틀림없으니까 말이다. 물론 장비가 아무래도 이상하다며, 이런 싸구려(?) 장비로 검사를 한다고 투덜거리던 환자의 말은 아직도 이해할 수 없지만 말이다(영상의학과에서 가장 비싼 장비가 바로 MRI장비이다).

MRI검사 중에 들리는 시끄러운 소리는 전자기장에서 발생하는 전기적 에너지가 코일 주변의 금속 부품에 부딪히면서 발생한다. 이 소리는 검사 시간 동안 계속해서 들려오며, 종종 매우 크고 강하게 나기도 한다. 또한 검사하는 부위마다 다른 소리가 날 수 있는데 이는 각 조직만의 특정한 라디오주파수가 있기 때문이다. 이런 점들을 생각하면 환자들이 긴 검사 시간 동안 좁은 통 속에서 시끄러운 소리를 듣다 보니 불편하고 불안해서 그렇게 따질 수도 있겠다 싶었다. 이럴 때는 우리가 한 번 더 환자들에게 다음과 같이 이야기를 해주면 어떨까?

"소리는 원래 나는 거지만 장비 회사들도 환자분들의 불편을 덜어드리기 위해 소리를 줄이는 개발을 하고 있다고 합니다. 검사는 잘 되었습니다!"

'소리' 하나로도 많은 에피소드가 있는 MRI진단실이지만, MRI검사는 정말 중요하게 사용될 때가 많다. 조직 간의 대조도가 좋고 뇌경색 혹은 뇌출혈 환자들에게 적응증이 좋다 보니 응급실에서 급하게 이 검사를 하기 위해 환자를 밀고 들어올 때가 많다. 특히나 뇌혈관 검사에 유용해서 뇌경색 환자들의 응급 MRI검사가 많다. MRI검사는 여러 부위에도 사용되며 암 환자들에게는 더욱 유용하다. 이러한 유용한 검사를 환자가 잘 받을 수 있도록 도와주는 것도 우리의 일 가운데 하나이다.

안전사고 예방은 필수

병원에서의 모든 검사가 그렇듯이 MRI검사 역시 '안전'이 가장 중요하다. MRI검사실에서 아무리 강조해도 지나치지 않은 것이 안전이다.

몇 년 전에 발생한 한 사건은 이런 경각심을 더욱 일깨워준다. MRI 촬영 중 환자가 기기와 산소통 사이에 끼어 숨지는 너무도 안타까운 일이 발생한 것이다.[18] MRI는 장비의 on, off 여부와 상관없이 장비를 폐기할 때까지 24시간 항상 고자장을 유지하고 있다. 하지만 방사선사 외에는 대부분 이 사실을 잘 모른다. 검사를 시작하기 위해 환자를 데리

---

18 KBS뉴스, "MRI 찍던 환자, 빨려 들어온 산소통에 끼어 숨져", 윤경재 기자, 2021. 10. 17.

고 들어가거나, 검사를 마친 환자를 데리고 나올 때 자장이 꺼진 줄로
만 알고 인턴 또는 보호자들이 환자의 이동 보조수단이나 휴대폰 등의
전자기기를 가지고 검사실로 들어오려는 경우가 있다. 이 사건도 그로
인해 발생했다. 산소통이 자장에 의해 기기 속으로 빨려 들어가는 바람
에 환자가 결국 목숨을 잃었다.

자주 일어나는 사건은 아니다. 그러나 가끔 인턴 선생님들이 차고
오는 청진기가 기기에 붙는다거나 환자들 몸에 있는 지혈용 모래주머
니가 붙는 일이 있다. 작은 청진기나 모래주머니 등은 꽤 빠른 속도로
날아가 장비에 붙는다(실습 때 머리에 차고 있던 실핀이 들썩들썩 움직이고 명찰이
빨려 들어갔을 만큼 자장의 세기가 세다). 큰 기기 또한 빠르게 붙는데 이때 환

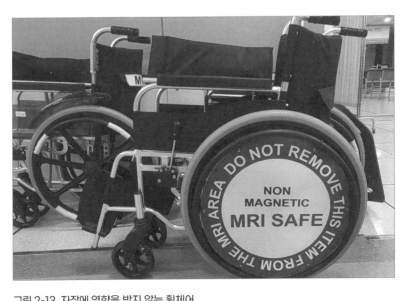

그림 2-13. 자장에 영향을 받지 않는 휠체어

자가 크게 다칠 수 있다. 다행히 환자가 다치지 않고 무사히 지나갔다 해도 큰 기기들을 장비에서 떼어내려면 자장을 전부 내려야 한다. 자장을 내렸다가 올리는 것만으로 몇천만 원이 든다고 하니 주의해야 할 일이 아닐 수 없다. 정말인지 안전사고 예방은 아무리 강조해도 지나치지 않다!

+++

MRI진단실 선생님은 인터뷰를 마무리할 때 다음과 같은 당부의 말을 남겼다.

"MRI검사는 외래처방의, 판독의와 상의하여 정해진 큰 틀의 프로토콜에 의해 수행됩니다. 하지만 환자의 질환 또는 병변 위치나 크기에 따라 검사자 임의대로 다양하게 변형해서 검사해야 하는 상황이 발생할 수 있지요. 따라서 환자의 의무 기록과 각종 검사 영상뿐만 아니라 다른 과의 검사도 확인하고 참고할 수 있는 역량이 방사선사들에게는 필수적입니다. 검사자가 MRI 시퀀스에 대해 얼마나 잘 이해하고 있는지, MRI 영상 변수들을 어떻게 활용하는지에 따라 판독의에게 전달할 수 있는 정보의 차이가 어느 검사보다 크다고 할 수 있어요. 기본 시퀀스 외에도 새로 연구되어 개발되고 있는 여러 시퀀스에 관심을 두고 현장에서 다양하게 적용한다면 방사선사로서 성장할 수 있을 것입니다. 다른 의료장비에 비해 MRI는 장비 회사별 교육 프로그램, 협회 교육, 해외 전문 학회가 다양하고 여러 공학 분야와의 연구도 활발하게 이루어지고 있어서 적극적으로 참여한다면 새로운 분야로의 도전도 충분히 가능합니다. 저도 노력하고 있지만 이 분야에 관심 있는 분들이 공부와 도전을 멈추지 않기를 응원합니다."

J 선생님 말고도 동기가 한 명 더 있는데 P 선생님이다. P 선생님이 마침 MRI검사실에서 근무를 하고 있기에 그에게 물어보았다.

"MRI검사를 한마디로 설명한다면?"

"음…. 영상의학과의 잠재력!"

우리는 한 팀, 초음파진단실

초음파검사는 비교적 간단한 검사에 속하지만 수많은 정보를 그 영상에 담고 있다. 환자의 몸에 초음파를 투과하면 초음파가 조직 내에서 흡수·산란 등 상호작용을 일으키고 반사되는데, 이 반사되는 신호를 수집해 영상을 구현한다. 초음파로 구현된 영상에는 장기 외에도 인공물(artifact)이 종종 보이는데 이렇게 보이는 인공물에서 얻은 정보를 이용해 진단을 내리기도 한다.

일반적으로 초음파검사는 영상의학과 의사들이 진행한다. 방사선사들은 초음파진단기기를 관리하고 다루며 초음파검사를 보조하는 역할을 한다. 다만 알아둘 점은 초음파진단실의 근무 형태가 다른 진단실에 비해 병원마다 매우 상이하다는 점이다. 보조 일을 방사선사가 아닌 다른 인력이 하는 곳도 있다. 내가 지금 일하고 있는 초음파진단실 방사

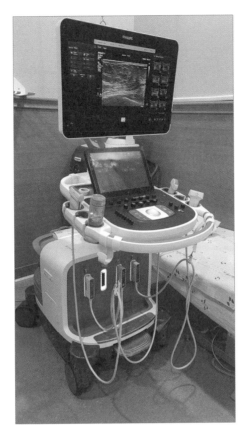

그림 2-14. 초음파진단기기

선사들은 예약 관리, 초음파 처방 관리, 초음파장비 관리 등의 업무를 한다. 또한 초음파를 이용한 조직검사도 많이 진행하는데, 초음파 유도 하에 이뤄지는 조직검사 방법이 다른 장비들의 유도하에 행해지는 검사보다 쉽기 때문이다. 물론 CT, MRI의 유도하에도 조직검사를 시행하지만 다른 장비들에 비해 월등히 많은 검사 건수를 나타내고 있다.

초음파검사란?

임신을 하면 먼저 시행하는 검사 중 하나가 '초음파검사(Ultrasonography)'이다. 태아에게도 안전한 이 검사는 소리를 이용한다. 우리가 들을 수 없는 소리를 '초음파'라고 하는데, 이 초음파를 인체 내에 투과시킨 후 반사되는 초음파를 수집하여 영상을 만들어내는 방식이다. 초음파 유도하에 간, 유방, 갑상샘, 전립선 등의 조직검사를 진행하기도 한다.

검체 관리 업무

방사선사들은 초음파 유도하 조직검사를 돕고 검체 관리 업무도 하고 있다. '검체 관리'라고 하면 어떤 일을 말할까? 첫 번째로 검체가 나오는 위치와 기술되는 곳이 일치하는지, 두 번째로 검체 처방이 맞는지, 세 번째로 판독된 것과 동일한지 등을 확인하고 안전사고가 발생하지 않게 관리하는 것을 의미한다. 따라서 검체 처방에 대해 잘 알아야 하고 검체를 보관하는 유해 물질(포르말린, 알코올 등)도 관리할 수 있어야 한다. 특히나 검체는 신경 써서 제대로 관리해야 한다. 자칫 안전사고가 날 수 있고 그 안전사고로 환자에게 큰 피해를 줄 수도 있기 때문이다. 이는 초음파진단실에서 일어날 수 있는 가장 중대한 환자 안전사고 중 하나이다.

예를 들어 유방의 검체는 좌우가 바뀌어선 안 된다. 오른쪽인지 왼쪽인지, 유두를 중심으로 시간 방향으로 기술하기 때문에 이 또한 잘 알고 있어야 한다. 갑상샘도 오른쪽, 왼쪽에 신경을 써야 하고 윗부분,

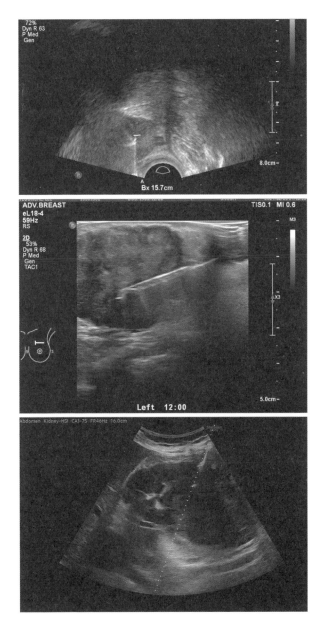

그림 2-15. 초음파를 이용한 전립선(위)·유방(중간)·신장(아래) 조직검사

중간 부분, 끝부분 위치를 시술의와 잘 확인해야 한다. 이 때문에 여러 번 복창하며 서로 확인하곤 하는데 이것을 '코사인(cosign)'이라고 한다. '서로 연달아서 서명하다'라는 단어 뜻처럼 병원에서는 서로 확인하는 작업을 의미한다. 전립선 조직검사의 경우 많게는 열네 개의 검체를 한 번에 얻게 되는데 이 경우 각각의 번호가 뜻하는 위치가 정해져 있다. 그래서 전립선 조직검사를 하는 방에선 계속해서 이런 소리가 들려온다.

시술의: 1번입니다.

방사선사: 1번입니다.

시술의: 2번입니다.

방사선사: 2번입니다.

동료와의 협동

방사선사가 직접 하는 검사들과 달리 초음파검사는 검사의와 함께 진행하다 보니 어떻게 보면 지루하고 재미없다는 인상을 받을 수도 있다. 나 또한 처음에는 그랬다. CT진단실에서 근무하다가 초음파진단실로의 순환근무가 발표되었을 때만 해도 어찌나 가기가 싫던지, 육아휴직을 다시 써야 하나 진지하게 고민했을 정도다. 검사의의 눈치를 봐야 하고 그 와중에 환자도 신경 써야 한다. 초음파진단실에서 일하는 방사선사는 검사의와 환자 사이에서 다리 역할을 해주는 게 전부라고 생각했는데(물론 이 역할도 매우 중요하다!) 막상 근무를 시작하니 그렇지 않았다.

우선 수많은 검사 그리고 초음파를 의뢰하는 수많은 타과 의뢰[19]의 내용을 이해하며 초음파검사가 환자에게 왜 필요한지, 어떤 과정 중인지 등을 인지하고 있어야 검사의와 소통할 수 있다. 모든 검사를 확인하고 스케줄링하며 진행하는 작업이, 마치 앞에 놓인 나무판을 차례대로 격파하는 과정처럼 느껴졌다. 그 과정에서 참 신기한 감정을 느끼게 되었는데 바로 '우리는 한 팀'이라는 소중한 연대 의식이었다. 이런 연대감은 타과 의뢰를 같이 해결하는 검사실에서 느끼기가 더욱 쉬운 듯하다(혈관조영실에서 일하는 방사선사 선생님도 이런 연대감을 느낄 수 있었다고 하는데, 자세한 건 혈관조영실을 소개하는 뒷부분에서 다시 살펴보겠다). 방사선사가 평소 병원 일을 하면서 '우리는 한 팀'이라는 감정을 느끼기는 아무래도 쉽지 않다. 팀보다는 개별적으로 환자를 대하는 검사 과정이 더 많다 보니 동료와 함께 일하는 것에 대해 깊이 있게 생각할 겨를이 없는 편이다. 그렇다고 해서 같이 협동해서 일하지 않는 것은 아니지만 말이다. 다만 내가 초음파진단실에서 일하면서 느낀 건, 앞에 놓인 나무판을 함께 격파해나갈 동료들이 곁에 있다는 것이었다.

병원에서의 일상이 매일매일 비슷하듯이, 초음파진단실에서의 하루도 별다를 것 없이 흘러가는데 관건은 타과 의뢰의 양이다. 타과 의뢰

---

19 타과 의뢰는 '협의 진료(협진)'라고도 하며 영어로는 '컨설트(consult)'라고 한다. 영상의학과로 오는 타과 의뢰는 보통 병동 환자들의 검사를 의뢰하는 과정에서 진행된다.

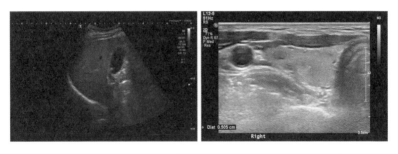

그림 2-16. 담낭 안의 담석이 보이는 간 초음파(왼쪽)와 갑상샘 초음파(오른쪽) 영상

가 많이 들어온 날에는 여기저기 돌아다니며 직원들이 함께 검사 순서
를 정하고 확인하느라 바쁘다. 예를 들어 오늘따라 흉수천자[20]가 많은
날에는 너 나 할 것 없이 여기저기서 검사를 진행한다. 흉수천자는 예
약을 받아 시행하는 시술이 아니기에, 초음파진단실에서는 꽤 시간이
걸리는 이 검사를 누가 시키지 않아도 서로 확인해서 환자를 내리고 진
행한다. "그래! 빨리 같이 하고 퇴근하자!"가 된다. 농담처럼 이야기했
지만 이럴 때 우리는 죽이 아주 잘 맞는 오랜 전우 같다.

탐촉자를 잡기 위한 노력

초음파진단실에는 초음파검사를 보조하는 방사선사만 있는 것이 아
니다. 검사를 직접 하는 방사선사들도 있다. 우리 병원도 일주일에 하

---

20   폐에 물이 차서 물을 밖으로 배출하는 시술이다.

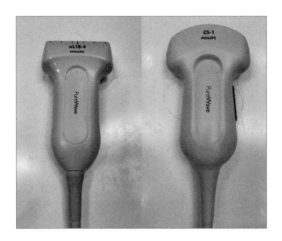

그림 2-17. 초음파 탐촉자

루는 방사선사가 복부 초음파를 한다. 물론 복부판독실 교수님의 입회
하에 검사를 진행한다.

초음파검사는 '초음파 탐촉자(Probe)'를 이용해 진행한다. 탐촉자는
초음파를 발생시켜 환자의 몸으로 송신하고 반사파를 수신하는 장비로
손으로 잡기 편한 모양을 하고 있다. 그런데 탐촉자는 매우 비싸고 약
하다. 이 말은 관리를 잘해야 한다는 뜻이다. 탐촉자는 '압전효과를 일
으키는 압전물질'[21]로 구성되어 있는데 이 압전물질은 정말 잘 깨진다.
압전물질이 깨지면 초음파 영상에 줄이 생긴다. 검사의가 떨어뜨리는

---

21 압전효과란 기계적 자극을 주면 전기가 발생하는 효과를 말한다. 역압전효과는 반대로 전기적 신호를
   가했을 때 기계적인 변화가 일어나는 것으로 이러한 성질을 가진 물질을 '압전물질'이라고 한다. 초음
   파 탐촉자는 압전물질로 구성되어 있다. 압전물질에 전기적 신호를 가했을 때 기계적인 변화로 진동
   이 일어나며 초음파가 발생하고, 반대로 기계적 신호(반사파)를 수집하여 전기적 신호로 변경해 영상
   을 만든다.

것을 볼 때마다 내 가슴이 다 벌렁벌렁하다. 농담으로 "내 몸값보다 비싼 아이, 조심하자!"라고 이야기한다.

방사선사가 이 탐촉자를 잡기 위해서는 피나는 노력을 해야 한다. 대학 때 배웠던 초음파 물리, 초음파 영상해부학, 생리학 그리고 질병에 관한 임상적 증상들까지 다시금 방대한 공부를 해야 하는데 그 과정이 쉽지 않다. 우리 교수님은 환자에 대한 임상적 내력과 병명 관련 질문을 수시로 하며(등에서 땀이 줄줄 흐른다) 과제를 내주셨다. 틈틈이 공부하여 미국 초음파사 자격증도 취득해야 했다. 교수님과 함께하는 일주일 중 하루가 고역처럼 느껴질 수도 있다. 하지만 이 과정이 있어야만 초음파검사를 정확히 할 수 있게 된다.

2018년에 상복부 초음파검사의 급여가 진행되면서 의사가 진행한 검사만 급여로 인정하겠다는 정부 방침이 발표되어 큰 논란이 일었다.[22] 초음파사로 근무하고 있는 방사선사들에게는 사실상 직업을 잃게 된다는 말과도 같았다. 대한방사선사협회는 즉각 보건복지부에 대한 항의 집회를 열었고, 이후 협의가 되면서 이 항목은 완화되었다. '의사 입회'를 조건으로 방사선사가 실시한 초음파검사에도 건강보험을 적용하기로 한 것이다. 법의 개정 덕분에 의사의 지도와 입회를 조건으로 방사선사도 초음파검사를 할 수 있게 되었으며 검사의 판독은 의사가 진행하게 되었다.

앞에서도 언급했지만 초음파사로 검사를 하기 위해서는 많은 공부

22   청년의사, "의사만 인정되는 초음파 급여에 방사선사들 '멘붕'", 송수연 기자, 2018. 3. 23.

연번	질의	답변	비고
90	'18. 4. 1.부터 급여 확대되는 초음파검사는?	〈건강보험 행위 급여·비급여 목록표 및 급여 상대가치 점수〉 제1편 제2부 제2장 제5절 초음파검사료 중 나 944가(1) 간·담낭·담도·비장·췌장 초음파 또는 나 940 단순초음파에 해당되며 간·담낭·담도·비장·췌장 에 질환이 있거나 의심되어 의사가 직접 시행한 경우 산정함. • EDI 5단 코드 기준: EB401, EB402, EB441, EB442	신설
91	〈상복부 초음파검사의 급여기준〉에서 '의사가 동일한 공간에서 실시 간으로 방사선사의 촬 영하는 영상을 동시에 보면서 지도하고 진단 하는 경우'의 의미	의사는 방사선사와 물리적으로 동일한 공간에 입회하 여 검사의 시작부터 끝까지 방사선사와 1:1로 영상을 동시에 보면서 실시간으로 지도하고 환자 상태를 진단 하여야 함(모니터 등 기타 의료기술을 활용한 다른 공 간에서의 진단 및 지도는 요양급여 불가). 이 경우 초음파검사를 시행한 의사는 입회하여 검사의 지도 및 실시간으로 진단하고 판독한 의사임.	신설

표 2-2. 상복부 초음파검사 급여화 관련 Q&A(보건복지부 고시 제2018-66호['18. 4. 1. 시행] 관련)

를 해야 한다. 우리나라에는 초음파사 관련 자격증이 없으나 미국, 캐 나다 등의 나라에는 초음파사 자격증이 있다. 미국에는 초음파사를 관리하는 협회가 있는데 바로 미국진단초음파협회(American Registry for Diagnostic Medical Sonography, ARDMS)이다. ARDMS는 1975년 미국에서 설 립된 초음파진단 분야의 시험 및 인증 자격을 관리하는 독립적인 국제 비영리 조직이다. 전 세계에 걸쳐 초음파검사를 시행하는 의사를 포함 한 의료 종사자에게 인증, 자원 및 경력 정보를 제공하고 있다.

ARDMS 초음파사 자격증은 시험을 통과하여 취득할 수 있다. 우리 나라의 많은 초음파사들이 이 자격증을 취득하고 있으며 나 또한 유방 쪽의 ARDMS를 가지고 있다. ARDMS 취득 과정은 생각보다 까다롭 다. 학교와 학과 과정 그리고 학점 모두 국제 공증을 받은 후 ARDMS

에 서류를 보내야 한다. 이 서류가 통과되어야 시험을 보고 자격을 취득할 수 있다. 그렇다고 해서 한 번에 취득할 수 있는 것도 아니다. 우선 전공(복부, 유방, 혈관, 심장, 산과 등)과 상관없이 초음파 물리 시험(Sonography Principle and Instrument, SPI)에 합격해야 전공 시험을 치를 수 있다. SPI에 합격한 후 전공 시험을 공부하는 과정은 더더욱 녹록지 않다. 유방의 경우 유방의 MR영상, 유방촬영 영상도 공부해야 하고 유방의 질환부터 영상에서 보이는 특징까지 모두 익혀야 한다.

시험을 준비하고, 시험 공부를 하고, 시험을 치르고 나서 느낀 점은 '대학병원 혹은 종합병원이라는 곳에 갇혀 스스로 우물 안 개구리가 된 것은 아닌가?' 하는 것이었다. 초음파검사는 방사선사에게 초음파사로서의 새로운 길을 개척할 수 있게 해준다. 아니, 이미 개척되어 있다. 많은 방사선사가 노력과 인고의 시간을 거쳐 실력을 쌓은 후 초음파사로 근무하고 있으며 자신들의 권리를 지키기 위해 노력하고 있다. 이는 종합병원 취업만이 목표였던 나에게 다른 방향도 있었다는 깨달음을 주기에 충분했다.

초음파사는 앞으로도 그 수가 더욱더 늘어날 것이다. 바늘구멍을 뚫고 지나가면 언젠가 넓은 광야를 맞이할 수 있지 않을까.

더 압박해야 합니다!
유방촬영실

2016년에 방영되었던 SBS 드라마 〈질투의 화신〉은 남자 주인공인 조정석 배우(이화신 역)가 유방암에 걸렸다는 설정으로 큰 화제를 모았다. 드라마에는 유방에 무언가가 만져져서 유방촬영검사를 받던 주인공이 매우 아파하며 소리를 지르는 장면이 나오는데, 나중에 인터뷰에서 실제로 정말 아팠다고 말하기도 했다.

드라마를 좋아해서 재미있게 보았던 나는 방사선사로서도 그 장면을 잊을 수 없었다. 왜냐하면 이 검사, 정말 아프다! 환자들이 많이 힘들어하는 검사 중 하나이다. 검사 시간도 짧은 단순 촬영이지만 환자들은 검사실에 들어오면서부터 땀을 흘리기 시작한다(땀을 흘리는 것을 어떻게 알 수 있냐면, 이 검사를 위해서는 환자의 유방과 겨드랑이를 잡고 당겨야 해서 검사하기 전부터 환자 몸에서 땀이 차는 것을 알 수 있다).

유방촬영, 유방촬영실이란?

'유방촬영(Mammography)'은 X선을 이용하여 유방의 내부 조직을 검사하는 방법이다. X선을 이용하지만 유방의 연부조직을 잘 보여주어야 해서 일반 X선 검사장비와 비슷하면서도 매우 다르다. 또한 유방촬영장비는 특수의료장비로서 CT, MR과 같이 특수의료장비법령에 따른다.

유방촬영실은 보통 일반진단실 혹은 초음파진단실 소속인 경우가 많다. 요즘은 진료에서 검사까지 한 번에 가능한 유방센터, 혹은 유방갑상샘센터 등이 생겨나고 있어 이러한 센터 안에 유방촬영실이 있는 경우도 볼 수 있다. 유방촬영실은 한 파트는 아니지만 여자 방사선사라면 이 검사가 얼마나 중요한지를 인지하고 있어야 한다.

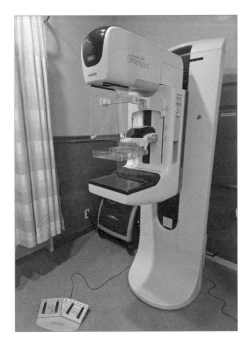

그림 2-18. 유방촬영장비

균일한 두께가 필수

'왜 이렇게 아프게 촬영해야만 하는가?'라는 질문에 여러 이론을 들어 설명할 수 있다. 간단하게 이야기하자면 유방은 연부조직이다. 흐물흐물한 조직이라고 할 수 있다. 그런 조직을 검사하기 위해서는 꽉 잡아서 움직이지 않게 해야 한다. 사진으로 촬영해야 하는데 움직이면 검사의 정확도가 떨어진다. 그래서 넓은 플라스틱판으로 유방을 잘 펼쳐서 눌러준다. 이것을 '압박'한다고 하는데 압박을 더 많이 해주어야 흔들리지 않고 균일한 두께로 검사가 이뤄지며, 환자에게 조사되는 방사선량도 줄어든다.

유방촬영장비는 일반 X선 장비와는 다르다. 뼈를 보기 위해서는 전압(kVp)을 매우 높여 X선을 발생시켜야 하지만, 지방이라고도 할 수 있는 연부조직 안의 유선조직들을 보기 위해서는 회색조(gray scale)가 커야 한다. 회색조는 순수한 백색과 순수한 검은색 사이의 회색 음영의 범위, 쉽게 말해 다른 회색 값이 몇 개 있는지를 평가하는 것이다. 회색조가 높을수록 조직들의 미세한 농도 차를 표현할 수 있어서 유방촬영에서는 이 회색조를 높이기 위해 낮은 전압을 이용하여 X선을 발생시킨다.

일반 손 사진을 촬영할 때 사용하는 전압이 보통 50~55kVp라면 유방촬영에서는 28~32kVp 정도의 전압을 발생시켜 사진을 얻는다. 일반 X선 장비의 타깃(양극)은 텅스텐을 사용하는데 유방촬영장비의 타깃은 몰리브덴을 사용한다. 또한 같은 이유(회색조를 높이기 위함)로 전류를 높여야 하는데 손 사진에서 5mAs의 전류를 사용한다면 유방 검사에서는 30~150mAs의 전류를 사용한다.

40세 이상 여성에게 필수인 유방촬영

유방촬영을 하다 보면 꼭 이렇게 묻는 환자들이 있다. "이렇게 아픈데 그냥 초음파검사만 하면 안 돼요?" 그럴 때는 이렇게 대답한다. "네, 유방촬영검사는 초음파검사나 MRI검사로 대체되지 않습니다."

유방촬영검사가 국가검진에 들어가 있는 이유가 있다. 바로 '미세석회화'라는 녀석 때문이다. 미세석회화는 달걀 껍데기를 잘게 부숴놓은 것처럼 촬영 영상에서 보이는데 이는 유방 조직에 칼슘이 침착되어 일어나는 현상이다. X선 검사에서는 매우 잘 보이는 반면, 초음파에서는 크기가 큰 양성 석회화는 보일 수 있으나 작은 미세석회화는 보이지 않는다. 물론 모든 미세석회화가 문제가 되는 것은 아니고 양성인 경우도 많지만 일부는 악성이며 유방암과 동반되는 경우가 많기 때문이다. 또한 초음파로도 보이지 않는 유방암을 걸러낼 수 있어 이 검사는 조기 유방암 발견에 유용하다. 유방촬영이 국가검진에 반드시 포함되는 이유이다.

환자들이 "초음파검사만 하면 안 돼요?"라고 물어볼 때 우리는 답을 해줘야 한다. 두 검사가 보고자 하는 것이 다르고 미세석회화는 유방촬영검사에서만 보인다고, 또한 유방촬영검사와 초음파검사는 서로 보완

해서 판독하는 것이라고 설명하면 된다.

환자들은 너무 아파서, 혹은 여성으로서 민감한 부분을 잡아당겨 하는 검사가 본인의 존엄성을 훼손하는 듯한 기분 때문에 꺼릴 수 있다(아는 지인에게 이 이야기를 듣고 깜짝 놀랐다. 검사자 입장으로는 전혀 몰랐던 마음이기 때문이다). 환자들이 이 검사를 꺼리는 이유를 우리도 이해하고 있음을 알려주어야 한다. 검사의 필요성을 충분히 설명해주고 그들의 마음을 잘 보듬어준다면 환자들도 자신에게 꼭 필요한 검사를 받는 것에 대한 거부감이 줄어들 것이다.

모든 것은 방사선사의 손에서 결정된다

반드시 기억해야 할 것은 오로지 방사선사 손에 의해 영상의 질이 결정되기도 한다는 점이다. 이 검사의 빌런(?)은 우선 환자다. 굉장히 아픈 검사이다 보니 협조가 잘 안될 뿐 아니라 두려움을 가지고 검사에 임한다. 두려워하면 온몸에 힘이 들어가기 마련이고, 힘이 들어간다면 유방을 잡고 빼야 하는 방사선사 일이 어려워진다. 어떤 사진이든 편안하게 힘을 빼고 찍어야 자연스럽게 나오지 않겠는가? 의료용 검사 사진도 다르지 않다. 환자가 힘을 빼고 몸을 맡겨야 하는데 대부분 그렇지 못하다. 드라마 속 조정석 배우처럼 소리를 지르거나, 몸을 뒤로 빼거나, 심지어는 욕을 하기도 한다. 우리는 환자가 빌런이 되지 않도록 아이언맨이 되어 달래야 한다.

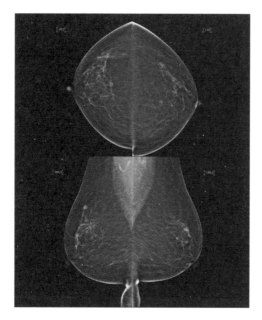
그림 2-19. 네 번의 검사가 기본인 유방촬영 영상

가끔은 이런 거짓말도 한다. "환자분, 저 진짜 안 아프게 검사해요! 이상하다. 나 진짜 안 아프게 잘하는데" 하면서 말이다. 그러면 환자가 이전보다 몸에서 힘을 뺀다(물론 그렇지 않은 환자도 많다). 그때 재빨리 유방을 잡고 있는 힘껏 잡아당긴 다음 압박하면서 또 살살 거짓말을 한다. "얼마 안 눌렀어요. 제가 진짜 평소보다 쪼금 눌렀어요!" 하고 말이다. 혹은 이렇게 말하기도 한다. "수술한 쪽은 살짝 압박하겠습니다. 너무 아프시잖아요!" 원래는 더 압박해야 하는데 이 환자에게만 살짝 하겠다는 뉘앙스를 풍기는 것이 포인트이다. 마치 농담처럼 하는 이야기 같지만 생각보다 이건 대단히 중요한 '작업' 중 하나이다.

이 검사는 오로지 방사선사와 환자 둘만 있는 공간에서 환자의 민감한 부분을 대상으로 이뤄진다. 이런 검사를 얼마나 능숙하게, 정확하게, 그리고 판독의가 원하는 수준으로 해내느냐가 관건이다. 방사선사의 숙련도와 기술이 영상에 얼마나 많은 정보가 담길 수 있게 하느냐, 병변을 놓치지 않느냐를 결정한다.

다른 병원에서 유방촬영을 한 뒤 우리 병원으로 와 검사를 받는 환자들은 보통 다른 병원에서 촬영한 영상을 CD에 담아 가져온다. 이때 3차병원까지 왔다는 것은 환자의 검사에서 이상 소견이 발견되어 더 큰 병원으로 오게 된 경우가 대부분이다. 3차병원에 오는 환자들은 진료의뢰서와 이전 병원에서의 검사 결과 및 영상을 가지고 내원한다. 그러면 3차병원의 유방촬영실에서는 검사 전에 환자의 이전 영상을 확인하는데 영상을 보며 한숨을 내쉴 때가 많다. 영상의 화질이 너무 안 좋다거나, 검사 조건이 맞지 않거나, 방사선사의 검사 기술 부족으로 검사하고자 하는 부위가 나오지 않은 경우가 종종 있기 때문이다. 이는 방사선사의 역할이 얼마나 중요한지를 보여준다.

또한 우리는 유방촬영실에서 검사만 하지는 않는다. 유방촬영장비는 CT, MRI와 함께 특수의료장비로 의료법에 규정되어 있다. 특수의료장비를 설치하고 운영하려면 보건복지부령을 따라야 한다. 그 법에 따라 매일, 매주, 3개월, 6개월, 1년, 3년마다 정도관리를 한다. 정도관리도 꽤 복잡하다. 서류 검사는 물론, 3년마다 영상품질원[23]에서 여러

---

23 한국의료기기기평가원의 소속 부서로서 영상 품질관리를 위한 곳이다.

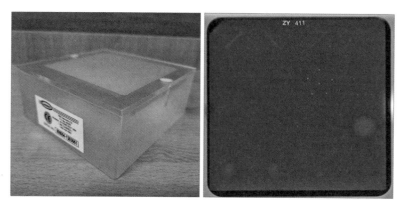

그림 2-20. 유방 팬텀. 팬텀 안에 보이는 병소들이 빠짐없이 잘 보이는지를 주기적으로 관리하고 확인해야 한다.

검사를 하러 나온다. 이때 통과가 되지 않으면 장비를 사용할 수 없다. 방사선사의 역할은 검사를 잘하는 것도 있지만 장비를 이해하고 관리하는 것도 포함된다.

+ + +

한번은 유방암을 진단받고 우리 병원에서 유방촬영검사를 받은 환자가 다음으로 초음파검사를 진행하면서 계속 나에게 불만을 제기한 일이 있었다. 가슴 위쪽, 쇄골 아래가 너무 따갑다는 것이었다. 확인하니 피부의 껍질이 까져서 하얗게 일어나 있었다. 환자는 유방촬영검사 중 방사선사의 손톱으로 이렇게 되었다며 화를 냈다. 환자가 불만을 이야기할 때는 잘 들어주는 것이 가장 중요하지만 그때는 그러지 못했다. 왜냐하면 그건 방사선사로서 정말 최선을 다해 촬영한 결과이기 때문이다. 최대한으로 잡아당기다 보니 가슴 위쪽부터 압박패들이 피부를 쓸고 지나가면서 생긴 자국이다. 손톱이 아니라 압박패들에 의해 피부가 하얗게 일어나기도 한다.

그러니 환자분! 우리는 환자분의 병변을 놓치지 않도록 최선을 다했답니다!라고 주절주절 설명하고, 촬영실에서 근무하는 선생님을 칭찬하기까지 했다. 물론 환자가 나가서 정식으로 민원을 제기하면 어떡하나? 하는 걱정이 살짝 들기도 했으나 그 정도는 내가 해결하리라! 그러니 앞으로 유방촬영을 하게 되는 후배님들, 할 수 있는 만큼 더 압박하고 잡아당겨라!

검사를 넘어 치료 영역까지, 혈관조영실

예전에 모 자동차 광고에서 심장내과 의사가 위중한 환자를 위해 급하게 차를 몰아 병원으로 달려가는 장면이 있었다. '급성 심근경색 환자에게 삶과 죽음이 나뉘는 시간 1초 (중략) 24시간 누구보다 먼저 달려갑니다'라는 카피와 함께. 그 광고를 보면서 나는 이런 생각을 했다. 급한 치료가 필요한 환자가 발생했을 때 의사만 서두르는 것이 아니라 간호사도, 장비를 다루는 방사선사도 병원으로 바로 달려간다고.

혈관조영실에서 일하는 방사선사 이야기를 듣기 위해 인터뷰를 진행할 때 선생님에게 들었던 일화가 있다. 그날따라 혈관조영실에 응급환자가 많아 하루 동안 필요한 검사와 치료 일정을 다 소화하고 나서 보니 밤 11시가 되었다고 한다. 그 시간까지 의사, 방사선사, 간호사는 저녁도 먹지 못해서 함께 늦은 식사를 하기로 하고, 병원 근처에 있는 순댓국집에 가서 음식을 주문하고 기다리고 있을 때였다고 한다. 갑자기 세 명의 휴대폰에서 동시에 알람이 울렸다.

○○○ 님. 남. △△세. LNT 21:30 FAT 22:00 NIHSS 23[24] r/o[25] Lt. Cerebral Infarction[26]

뇌경색 또는 심근경색 환자에게는 시술이 신속하게 진행되어야 해서 응급실에서는 뇌경색 의심 환자가 확인되면 혈관조영실 당직자에게 미리 메시지를 보낸다. 물론 메시지가 오는 환자 모두가 뇌경색 또는 심근경색인 것은 아니고 모두가 혈관조영검사를 하는 것도 아니지만, 혹시 모를 상황에 대비하여 신속하게 병원에 들어갈 마음의 준비를 해야 한다.

메시지를 확인하는 순간 여섯 개의 눈이 마주치면서 고민하는 마음의 소리가 들렸다. '주문을 취소할까?' '아닐 수도 있는데 그냥 식사 기다릴까?' 그러는 사이 음식은 이미 조리가 시작되어 취소도 불가능한 상황. "그래, 응급 환자는 아닐 거야. 우리 먹고 가자"라고 주문을 외우듯 말하고 따뜻한 음식에 긴장을 풀고 첫술을 뜨려는 순간, 병원에서

---

24 LNT(Last known Normal Time, 최종 정상 확인 시간), FAT(First known Abnormal Time, 신경학적 증상을 처음으로 확인한 시각), NIHSS(National Institutes of Health Stroke Scale, 급성기 뇌경색이 의심되는 환자에게 시행하는 환자 평가 척도)
25 'rule out'의 줄임말로 '~을 배제하다'라는 뜻이 있다. 하지만 임상적으로는 '감별 및 진단이 필요하다'는 의미로 사용되며, 사례와 같이 병명이나 질환 앞에 쓰인다면 그 질환이 의심되어 확인이 필요하다는 뜻이다. 즉, 이 사례는 좌뇌경색이 의심된다는 뜻으로 해석할 수 있다.
26 Lt. Cerebral Infarction(좌뇌경색)

전화가 왔다. '뇌경색 환자가 도착해서 응급 혈전제거술을 시행해야 한다'고 말이다. 그대로 순가락을 내려놓고 병원으로 돌아가 응급실 환자를 시술실로 내려 시술 준비를 시작했다고. 그처럼 못 먹은 순댓국이 100그릇은 될 거라며, 그것도 추억이라고 웃으며 이야기하는 선생님은 그 시절을 그리워하는 듯했다.

혈관조영실이란?

혈관조영실, 혈관조영검사실은 비침습적으로 질병을 진단하거나 치료하는 곳이다. 알파벳 C 모양의 X선 장비를 이용해 검사하는데, 이는 수술장 장비와 비슷하다. 다만 수술장 장비는 움직일 수 있지만 혈관조영실에서 사용하는 장비는 고정되어 있으며 테이블이 있다는 점이 다르다. 혈관조영실에서 이루어지는 환자 시술은 최소 침습을 통하여 진행되기 때문에 외과적 수술에 비해 간단해 보일 수 있지만 환자에 대한 임상적 이해, 질병으로의 접근, 환자 상태 모니터링, 약물, 치료 기구의 이해 등 치료와 관련된 전반적인 요소를 이해하고 고려해야 하는데, 이는 수술에 접근하는 방법과 같다고 할 수 있다. 여기에 혈관조영장치로 보이는 영상정보를 통해 질병의 형태 등을 이해하고 각 환자 케이스에 맞는 치료 기구를 이용해 질병을 치료하게 된다.

혈관조영실 방사선사의 역할

앞서 소개한 자동차 광고에서는 의사가 심혈관조영술을 위해 병원으로 서둘러 달려갔다면(심혈관조영술인지 어떻게 알았는가 하면, 광고에 나오는 의사가 우리 병원에서 심혈관조영술을 하시는 교수님이었기 때문이다. 물론 심혈관조영

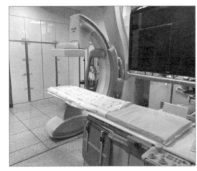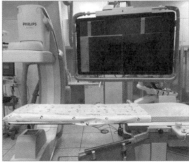

그림 2-21. 혈관조영장비. 수술장의 C-arm과 외관이 비슷하며 이 장비도 C-arm이라 부른다.

실에도 방사선사가 근무한다) 영상의학과 혈관조영실에서 다루는 검사와 치료는 뇌출혈 또는 뇌경색 치료를 위한 뇌혈관조영술, 간과 담낭 질병의 완화치료, 폐에 물이 차는 흉수증 치료, 허리 통증 완화를 위한 주사 등이다. 여러 검사와 치료를 병행하고 있으며 이러한 증상들로 생사가 오가는 긴박한 응급 환자부터 오랫동안 질병과 싸우고 있는 만성질환 환자들을 수없이 만나게 된다. 이처럼 영상의학과에서 이루어지는 '인터벤션 영상의학(Interventional radiology)'은 방사선을 이용해 질병을 진단하고 진료를 지원했던 기존의 소극적 의료활동을 넘어 적극적으로 치료에 참여하는 방사선 과학의 한 분야이다.

1964년 미국에서 넙다리 동맥의 폐색으로 다리 말단을 절단해야 하는 환자가 있었는데 당시 의술 수준으로 이 환자의 생명을 유지하기 위해서는 다리 절단이 불가피했으나 환자가 이를 거부했다. 이에 도터(Dotter)라는 의사가 다리 동맥을 천자하여 도관(catheter, 카테터)과 유도철사(guide-wire)를 이용해 혈관의 막힌 부분을 넓혀 치료한 일이 있었다. 다리를 절단하거나 한 뼘만큼 피부를 절개해 수술해야 했던 질병을 고작 0.5~1cm도 안 되는 작은 절개를 통해 치료하는 술기가 개발된 것이다. 이를 '피부경유 혈관성형술(Percutaneous transluminal angioplasty, PTA)'이라 부르면서 본격적인 인터벤션 영상의학이 시작되었다고 할 수 있다.

그렇다면 방사선사는 혈관조영실에서 어떤 역할을 할까? 혈관조영실은 다양한 질병을 검사 및 치료하는 곳으로 여기에서는 의사, 간호사, 방사선사가 한 팀으로 움직이게 된다. 기본적으로 의사는 환자 상태와 질병의 정도에 따라 적절한 치료계획을 세우고 시술을 집도하며, 간호사는 시술 과정 전반에 걸쳐 환자 상태를 모니터링하고 환자 진정 및 통증 조절 그리고 치료에 필요한 약물 준비 등을 한다.

방사선사는 시술 과정에서 꼭 필요한 영상 획득 업무뿐만 아니라 검사장비 관리, 시술에 사용되는 다양한 치료 기구[27] 및 조영제 관리 등의 업무를 담당하게 된다. 특히 시술 스케줄을 조율하고 환자의 상태를 파악하여 필요한 치료 기구를 준비하고 확인하는 업무가 매우 중요하다. 앞에서 말한 바와 같이 혈관조영실의 업무는 팀으로 움직이는 것이 보통이며 방사선사도 치료회의(콘퍼런스)에 참여하여 치료계획을 수립하는 데 함께한다. 왜냐하면 같은 시술이라도 환자 상태에 따라 적절한 치료

---

[27] 카테터와 유도철사 등이 해당되는데 이 치료 기구들은 종류만 수백 개가 넘어서 방사선사가 각각의 사용 방법 등을 잘 알고 있어야 원활한 시술이 가능하다.

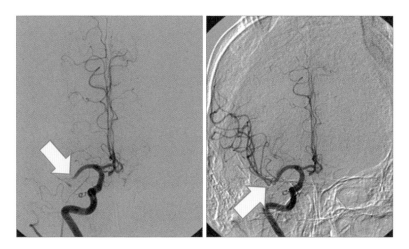

그림 2-22. 시술 전(왼쪽)과 시술 후(오른쪽) 뇌혈관조영술 사진. 오른쪽 사진에서 혈관이 개통되어 이어진 것을 확인할 수 있다.

기구를 준비하는 것이 수술 결과에 중요한 영향을 미치기 때문이다.

　영상의학과 내에 판독하는 분야가 따로 있듯이 혈관조영실 또한 의사들의 전문 분야가 있다(물론 판독 분야와 시술 분야는 동일하다). 보통 뇌신경 파트, 혈관 파트, 복부-사지 파트로 나뉜다. 지금부터 이 세 개의 파트에 대해 알아보자.

뇌신경 파트

　뇌신경 파트는 순댓국도 제대로 한술 뜨지 못하고 뛰어 들어와야 할만큼 촌각을 다투는 곳이다. 조금만 늦어도 환자에게 남을 후유증의 정도가 매우 달라지기 때문이다. 뇌혈관이 막혀 혈류 공급이 되지 않으면 뇌세포는 5분 안에 죽고, 죽은 뇌세포는 다시 재생되지 않는다. 그러나 대부분의 경우 뇌세포는 이보다는 좀 더 긴 시간 동안 허혈 상태를 버티는데, 그 이유는 뇌혈관 하나가 막혀도 주변에 도와주는 일부 혈관들이 있기 때문이다. 그러나 주변의 혈관이 도와주는 데에도 대개는 한계가 있어서 시간이 좀 더 경과하면 결국 뇌세포가 죽게 된다. 이 시간은 대개 3시간에서 6시간 이내이다. 따라서 이런 환자에 대한 치료는 최대한 신속하게 시행되어야 하며 치료 목표는 막힌 혈관을 다시 뚫어주는 것이고 증상 발생 3~6시간 이내, 최대 8시간 이내에는 치료를 성공해야 한다. 빠른 시간 안에 성공하면 정상으로 회복될 수도 있으나 시간이 늦어지면 환자는 사망하거나 심각한 장애를 입게 된다.

앞에서 이야기했던 뇌경색 환자는 혼수상태로 실려와 급하게 시술을 진행했다. 환자의 오른쪽 넙다리 동맥(대퇴동맥, femoral artery)을 천자하여 직경 약 2~3mm의 도관과 유도철사를 통해 치료해야 할 뇌혈관까지 진입해 막힌 혈전을 긁어내거나 혈전용해제[28]를 주입하여 혈전을 녹여 치료했다. 만약 뇌혈관이 좁아져 혈류가 차단된 것이면 아주 얇은 풍선을 좁아진 부분에 위치시킨 후 공기를 주입하여 팽창시켜 혈관을 넓혀준다. 다만 뇌혈관 특성상 직경이 매우 작고 혈관 벽이 약하기 때문에 치료 과정에서 부작용이 발생할 확률이 높아 정확하고 신속하게

---

28 혈관을 막고 있는 혈전 또는 색전을 녹일 수 있는 약제이다. 응고된 피(피떡, 혈전)를 녹이게 되므로 막힌 혈관을 뚫는 데 도움이 되지만 대신 부작용으로 출혈 발생 가능성이 있다. 요즘에는 혈전을 직접 제거하는 기계적 제거술이 더 많이 사용된다.

진행해야 한다. 다행히 혼수상태로 응급 시술을 받았던 뇌경색 환자는 시술 후 중환자실로 옮겨져 집중치료 및 재활치료를 받고 2주 뒤 재활병원으로 전원되었다. 한쪽 팔과 다리에 장애가 남았지만 일상생활과 거동은 가능한 상태로 퇴원하게 되었다. 이러한 뇌경색 환자는 혈관조영실의 인터벤션 시술이 개발되기 전에는 무조건 머리를 열고 수술하는 개두술로 치료하는 방법밖에 없었다. 이 일련의 과정을 최대한 신속하게 진행하여 환자의 치료 예후가 보다 긍정적일 수 있도록 돕는 것이 혈관조영실 의료진의 사명이다.

혈관 파트

이번에는 출산을 하고 나서 피가 멈추지 않아 응급으로 혈관조영실을 찾은 산모 이야기이다. 30대 후반의 고위험 산모가 어렵게 임신을 한 뒤 다행히 건강한 아기를 출산했다. 하지만 새 생명을 얻은 기쁨도 잠시, 출산 후 자궁수축이 진행되지 않는 자궁근육무력증(Uterine atony)으로 출혈이 멈추지 않아 산모는 응급실을 방문했다. 참고로 CT진단실에서도 이처럼 하얗게 질린 얼굴에 움직임이 전혀 없고 저혈압을 보이며 다리 사이에는 피가 흥건한 산모들을 종종 볼 수 있다. 이 환자에게는 색전술이 의뢰되었다. 산과적 출혈(Obsteric hemorrhage)은 5대 모성사망원인 중 하나로 이는 약 5%의 치명률을 보이는 응급상황이다. 산모는 수혈과 수액으로 응급조치는 받았지만 엄청난 양의 출혈로 쇼크 상태 직전이었다. 환자 남편이 소중한 생명과의 만남, 사랑하는 사람과의 이별을 동시에 겪을지도 모를 상황이었다.

혈관조영장비 시술대에 환자를 눕히고 시술 준비를 할 때는 의사, 간호사, 방사선사 모두가 힘을 합쳐 환자를 옮기고 환자 혈압, 산소포화도, 심장 박동을 체크하는 모니터를 부착한다. 응급 수혈을 진행하며 또 다른 팀원은 오른쪽 넙다리 동맥을 천자할 준비를 한다. 의사는 수술복을 입고 시술 부위를 소독한다. 3mm 두께의 관(카테터)을 1mm 남짓의 유도철사를 이용해 출혈이 의심되는 환자의 동맥 기시부까지 위치시킨 후 조영제로 정확한 출혈 부위를 확인한다. 위치와 현재 혈관의 상태, 혈류 속도 등을 확인하고 지혈을 돕는 물질을 주입하여 출혈을 막아준다. 다시 한번 출혈 여부를 확인한 후 출혈이 멈추면 시술을 종료한다.

과거에는 이런 경우 자궁을 들어내거나 골반의 중요 동맥까지 같이 색전하여 부작용이 심했다. 자궁을 들어내면 이후 임신도 불가능하다. 그러나 인터벤션 의학의 색전술로 최소침습치료가 가능해지고 부작용도 경미해지면서 이는 산과적 출혈 치료의 기준(golden standard)이 되었다. 다행히 산모는 5일 뒤 호전되어 전원을 갔다. 혈관조영실에 실려와 죽음의 문턱까지 갔던 환자가 예쁜 아기를 안은 채 눈물을 흘리면서 감사 인사를 했을 때 혈관조영실 사람들은 큰 보람과 뿌듯함을 느낄 수 있었다고 한다.

복부-사지 파트

마지막으로 알아볼 곳은 복부-사지 파트다. 보통 응급 환자들이 많이 오지만 만성질환으로 고생하는 환자의 완화치료도 종종 하는 곳이다. 간세포암으로 혈관조영실을 방문한 환자의 사례를 살펴보자.

간에서 발생하는 악성 종양의 약 90%는 간세포암(Hepatocellular carcinoma, HCC)으로 이는 우리가 흔히 알고 있는 '간암'을 말한다. 간의 영양 공급은 약 80%가 간문맥(hepatic portal vein)으로, 약 20%가 간동맥(hepatic artery)으로 이뤄지는데, 간세포암은 암세포의 특성으로 영양의 약 80%를 간동맥을 통해 공급받는다. 간세포암 초기이거나 암세포 모양과 환자 상태를 고려해 적극적 치료가 가능한 경우, 절제나 고주파 치료 등과 같은 수술 및 시술로 완치를 목표로 한다. 그러나 병기 진행이 어느 정도 되었거나 전이 여부, 발병 부위에 따라 적극적 치료가 불가능한 경우도 많다. 이때 환자의 암세포에 영양을 공급하는 간동맥에 관을 위치시킨 후 항암제를 주입하여 암세포만을 선택적으로 치료하는 방법을 '간동맥화학색전술(Transcatheter arterial chemo-embolization, TACE)'이라고 하며, 이 치료를 받는 환자들은 혈관조영실에서 비교적 매일 보는 환자군이라고 한다. 보통 일정한 기간에 내원하여 항암치료를 받고 귀가하는 경우가 많다.

TACE 치료를 세 번째 진행하는 60대 환자가 여느 날과 같이 입원해 혈관조영실을 방문했다. 첫 치료 때는 환자가 워낙 긴장해서 어렵게 시술을 진행했지만 세 번째 치료 때는 먼저 농담도 하며 분위기를 즐겁

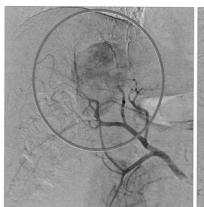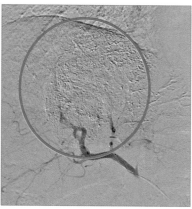

그림 2-23. 간암화학색전술 전 간동맥으로 조영제를 주입했을 때 병변이 잘 보인다(왼쪽). 후에 간동맥을 통해 항암제를 주입하고 간동맥을 색전하는데 간동맥에 조영제를 주입해도 병변에 조영되지 않음을 확인할 수 있다(오른쪽).

게 해준 덕분에 치료를 하는 의료진도 즐겁게 시술할 수 있었다고 한다. TACE 치료는 비교적 간단하지만 항암제를 간암 부위에 직접 주사하는 방법이다 보니 항암제로 인한 비교적 심한 통증과 발열감 등의 부작용이 있고, 처음에 잘 모르고 치료받을 때보다 횟수를 2회, 3회 거듭하면서 점점 더 힘들어하는 환자도 많다. 그러나 이 환자는 힘든 내색 없이 되려 의료진을 즐겁게 해주고 고생한다, 수고한다, 치료 잘 받았고 다음 치료 때 보자고 인사까지 하고 갔으나 다시 또 볼 수는 없었다.

얼마 지나지 않아 내과 콘퍼런스 때 이 환자의 케이스가 논의되며 세 번째 TACE 치료 후 간세포암이 급속도로 진행되었다는 소식을 들었다. 시술을 받고 밝게 웃으며 농담을 건네던 환자가 이런 이유로 보이지 않을 때는 헛헛함과 안타까움이 공존한다. 완치되어 보이지 않는 것이라면 얼마나 좋았을까? 사실 이런 경우는 종종 있다. 비록 혈관조영실에서의 만남이 전부라 해도 안타깝고 아쉬운 마음은 언제나 남는다. 또한 병기가 꽤 진행되어 보존적 치료를 통해 조금이라도 통증을 경감하러 오는 환자도 많은데, 되도록 희망과 용기를 전하려 하지만 얼마 남지 않은 그분들의 예후를 보며 힘들 때도 많다고 한다.

+ + +

인터뷰를 한 선생님은 인턴으로 발령받은 지 얼마 되지 않아 혈관조영실로 근무 배정이 되었다. 열심히 뛰었던 젊은 시절을 뒤돌아보면서 추억처럼 웃으며 얘기했지만 당시에는 고되기도 했고 포기하고 싶은 순간도 있었다고 한다. 그러나 방사선사로서 사명감을 가지고 환자의 질병에 맞서며 치료를 위해 혼신의 노력을 다했기에, 힘들었지만 그 보람을 위안으로 삼았던 혈관조영실에서의 시절은 직장 생활 중 최고의 순간이었고 그래서 지금도 때로는 그립다고 말했다.

선생님은 혈관조영실에서 근무하게 될 미래의 방사선사들에게 다음과 같은 조언을 남겼다.

"혈관조영실은 환자의 생명과 치료를 책임진다는 마음가짐으로 임하지 않으면 고되고 어려운 곳일 수 있습니다. 다양한 환자군, 낮과 밤을 가리지 않는 스케줄, 게다가 무거운 납복을 입고 어떨 때는 온종일 서 있기도 하니까요. 또한 투시 X선을 기반으로 시술하기 때문에 방사선 피폭에 대한 부분도 고려되어야 합니다. 당연히 영상 검사 이외의 일반적인 병리학, 생리학, 약리학 등 공부해야 하는 내용도 많습니다.

의사, 간호사와 함께 팀 개념으로 운영되기에 협업 능력도 매우 중요합니다. 그러나 환자의 치료라는 보람된 목표를 향해 팀워크를 맞춰 나아간다면 멋진 방사선사로 우뚝 서게 될 것을 확신합니다. 저는 '방사선사로서 어느 부서에서 역량을 펼치고 싶은가?'라는 질문을 받는다면 주저 없이 혈관조영실을 선택할 것입니다. 내가 살아 있음을 느끼는 곳이기 때문입니다. 검사를 넘어 치료의 영역까지 아우르는 혈관조영실의 매력에 푹 빠져보시죠!"

무섭지 않아!
방사성 동위원소를 다루는 핵의학과

드라마 덕후인 나는 tvN에서 방영된 〈슬기로운 의사생활〉(이 드라마 이야기는 뒤에서 또 나올 예정이다)을 보다가 너무도 파격적인 중국집 상호명을 보았다. 바로 '뉴클리어 반점'! 핵처럼 강렬한 맛이라는 의미로 지은 이름일까? 하고 생각하던 그때, 문득 핵의학과에서 근무하는 방사선사 선생님이 했던 이야기가 떠올랐다. 선생님은 핵의학과를 방문해 검사 받는 환자들이 "핵의학 검사라니, 위험한 검사 아닌가요?", "핵폭탄에 쓰이는 그런 거 아닌가요?"라는 질문을 종종 한다고 했다. 너무 재미있어서 깔깔 웃었던 이 일화를 떠올리며, 핵의학 검사에 대해서 정확하게 짚어줘야겠다고 생각했다.

먼저 '핵의학'이란 방사성 동위원소 및 방사성의약품에서 나오는 방사선(감마선)을 이용하여 인체의 해부학적·생리학적 상태를 진단하고 평가하고 치료하는 의학의 한 분야이다. 방사선을 다루기에 영상의학과 소속의 과는 아니지만 방사선사가 필요하다. 방사선사뿐 아니라 핵의학과에는 의사, 간호사, 임상병리사, 약사, 물리학자 등 다양한 직종의 사람들이 근무하고 있다.

핵의학 검사란?

미량의 방사성 동위원소를 몸에 주입하면 방사성 동위원소가 붕괴하면서 감마선을 방출하게 되는데, 이 감마선을 검출하여 영상을 만들어 검사한다. 해부학적으로 이상 부위를 확인하는 영상의학과 검사와 달리 기능적·생리학적인 이상을 검출할 수 있다. 인체에 사용하는 방사성 동위원소는 매우 미량이고 반감기가 매우 짧은 핵종이며 에너지가 낮아 안전하다.

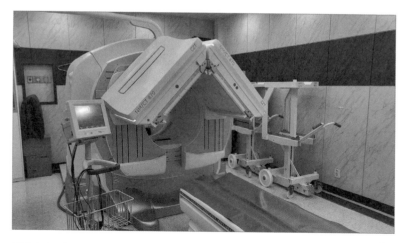

그림 2-24. 환자 몸에 나오는 감마선을 검출하는 감마카메라. 테이블 위에 감마선 검출기가 있어서 360°로 움직이기도 하고 위에서 촬영하기도 한다.

핵의학과에서 일하는 방사선사의 업무

핵의학과는 크게 세 개의 업무 파트로 나뉘어 있다. 첫 번째로 방사성 동위원소를 환자의 몸에 주입해 영상을 얻는 영상 분야, 두 번째로 채혈 후 혈액을 가지고 하는 검체 검사 분야, 세 번째로 방사성 동위원소를 인체 내에 주입하여 치료하는 분야(이때는 베타선을 사용한다)로 나뉘는 것이다. 일반적으로 방사선사들은 영상으로 진단하는 파트에서 일한다.

CT나 MRI검사를 할 때처럼 환자를 케어하고 검사하는 업무는 비슷하다. 조영제를 관리하고, 환자의 검사에 이용하는 것처럼 방사성 동위원소를 다루고, 방사성의약품을 준비하고, 환자를 검사하기 위해 핵의학 검사와 장비를 다루는 업무를 한다. 방사성의약품에는 방사성 동위원소와 각 검사의 목적에 맞는 추적자가 결합된다. 만약 내가 신장 검사를 하고 싶으면 해당 부위에만 방사성 동위원소가 갈 수 있도록 신장에서 대사 활동을 하는 물질을 결합하는 등 검사 목적에 맞는 방사성 의약품을 준비한다.

보통 가장 많이 사용하는 핵종인 Tc-99m(테크네튬-99m)은 반감기 (half-life)[29]가 6시간으로 대부분의 검사에 이용되는 방사성 동위원소이다. 이 Tc-99m에 여러 물질(추적자)을 결합하여 방사성 추적자를 만든

---

29 어떤 양이 초깃값의 절반이 되는 데 걸리는 시간을 의미한다. 반감기가 짧다는 것은 안정된 원소로 빨리 변화함을 뜻한다. 반감기는 방사성 물질이 미치는 영향이나 위험성을 알아볼 수 있는 요소가 된다.

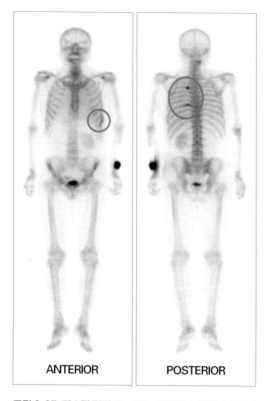

ANTERIOR   POSTERIOR

그림 2-25. 뼈스캔 결과. Tc-99m 동위원소 투약 후 2시간
후에 영상을 획득한다. 왼쪽 갈비뼈에서 동위원소의 집적
(uptake)이 보인다.

다. 한 번의 Tc-99m 핵붕괴로 불안정한 핵에서 감마선이 방출되면 감
마카메라를 사용하여 영상을 얻는다. 감마카메라가 360° 회전면서 영
상을 얻으면 단일광자 단층촬영(Single photon emission computed tomography,
SPECT) 영상을 얻게 된다.

대표적으로 많이 하는 검사는 뼈스캔(bone scan)이다. 유방초음파실

에서 일하면서 나는 유방암 환자들의 검사 중 빠지지 않는 것이 뼈스캔임을 알게 되었다. 뼈스캔은 암 환자의 뼈 전이를 가장 쉽게 볼 수 있는 검사이다. 심근 혈류를 평가해서 심근경색 등의 질환도 진단하는 검사와 더불어 신장, 갑상샘, 간담도 등 여러 검사를 시행하고 있다.

우리가 흔히 알고 있는 양전자방출단층촬영(Positron emission tomography, PET)은 양전자 방출을 이용하는 검사 방법으로 보통 F-18(플루오린-18)을 사용하며 이는 반감기가 110분인 핵종이다. PET 검사는 인체 내에서 세포 단위로 일어나는 생물학적인 영상을 보여준다. 하지만 영상의학과 검사처럼 해부학적인 정보를 포함하기는 부족하여 PET와 CT의 검사를 결합한 PET-CT검사가 이뤄진다.

PET-CT검사는 암 환자들이 특히 자주 받게 된다. 초기에 암을 진단받고 진행하는 여러 검사 중 하나이기도 하며 환자의 치료 중간에도 계속 이 검사를 시행하기 때문이다. 이때 FDG라는 추적자를 F-18에 결합시켜 인체에 주입하는데 FDG는 포도당과 유사하다. 암세포는 포도당 대사가 활발하여 이 FDG가 잘 집적되므로 암 환자들의 전신평가가 한 번에 가능하다. 또한 파킨슨병 평가에 유용하게 사용되는 FP-CIP PET-CT검사도 있다.

이러한 발전 가능성으로 FDG 외 다른 추적자의 개발이 매우 활발히 이뤄지고 있다.

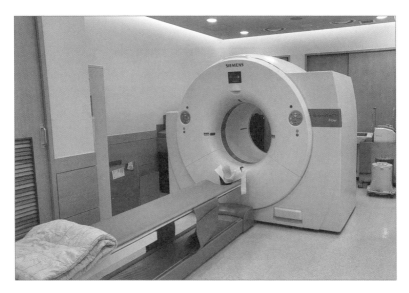

그림 2-26. PET-CT장비. 영상의학과에서 사용하는 CT장비와 유사하다.

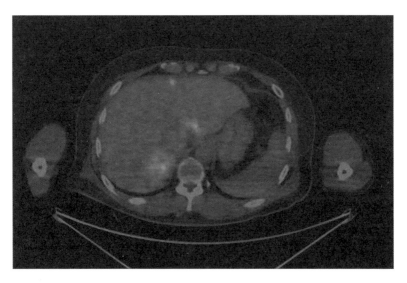

그림 2-27. PET-CT 영상. 간 전이를 확인할 수 있다.

핵의학과의 안전성

'핵의학 검사는 안전하지만 핵의학과에서 일하는 방사선사들은 위험하지 않을까?' 하는 걱정이 있을 수 있다. 그래서 현직 핵의학과 선생님에게 핵의학과의 안전성에 대해 물어보았다.

"핵의학과는 영상의학과, 방사선종양학과와는 다르게 방사선 발생 장치가 아닌 개봉선원과 밀봉선원을 사용하여 환자를 진단하고 치료하는 부서입니다. 특히 개봉선원인 액체상의 방사성 동위원소 혹은 방사성의약품은 제조 단계나 환자에게 투약하는 과정에 많은 주의를 기울여야 하지요. 검사 종류에 따라, 환자의 신체 조건에 따라 정확하고 정량에 맞는 투약을 해야 하며 이는 검사에서 가장 기본이 되는 업무입니다. 또한 액체상의 개봉선원 특성상 부주의로 주변에 방사성 물질로 인한 오염이 발생할 수 있고, 이는 눈에 보이지 않고 계측기로만 확인 가능하여 부정확한 검사 결과를 유발하는 것은 물론 오염된 공간에서의 업무로 추가적인 방사선 피폭을 발생시킬 수 있습니다. 따라서 핵의학과 근무를 희망하는 미래의 방사선사 여러분은 핵의학과 검사 및 방사성 동위원소에 대한 지식과 더불어, 무엇보다 방사성 동위원소를 사용하는 환경에 맞는 방사선안전관리 그리고 방사선장해방어에 대해 이해하고 숙지해야 할 것입니다."

핵의학과에서 일하는 것은 안전하다. 다만 눈에 보이지 않는 것을 다루기 위해서는 여러 지식이 필요하다. 안전하게 일하기 위해, 그리고 정확하게 검사하기 위해서다. 어떻게 보면 방사성 동위원소가 몸에 주입되어 몸속에서 방사성 붕괴가 일어나고 에너지가 방출된다는 말이 무섭게 들릴 수도 있다. 하지만 그것을 다루는 우리가 방사선안전관리를 철저하게 지키고 방사선 방호에 대해 소홀하지 않는다면 핵의학과 또한 매력적인 검사 부서가 되어줄 것이다.

+ + +

방사선사가 되어 핵의학과에 도전하고 싶다면 핵의학과에서 17년 넘게 근무한 선생님의 다음 조언을 참고하자.

"방사선학과 핵의학 전공과목을 충실히 이수하는 것은 물론, 추가로 RI 면허[30]라고 하는 방사성 동위원소 취급자 일반면허시험에 도전할 것을 추천합니다. 워낙 어려워서 합격률이 낮은 시험이지만 방사선학과를 전공하여 방사선사 면허와 함께 취득할 수 있는 면허로 그 가치가 매우 높고 핵의학과 근무와도 직접적인 관련이 많습니다. 또한 대부분의 대학병원 핵의학과에서 RI 면허를 우대 사항으로 하여 채용공고를 내는 경우가 많아 RI 면허 취득은 핵의학과 근무를 희망하는 미래의 방사선사들에게 큰 도움이 될 것입니다. 방사선사가 되기로 결심했다면 핵의학과도 꼭 한번 고려해보기를 바랍니다. 영상의학과나 방사선종양학과 못지않게 매력이 넘치는 부서니까요."

---

30 방사성 동위원소(radioactive isotope) 취급자 일반면허이다. 방사선 피폭과 같은 방사선 재해 방지와 공공의 안전 및 환경 보전 등 원자력 시설 운영의 안전성 확보를 위해 방사성 동위원소 이용자 및 관련 종사자에게 자격을 부여하는 면허로 합격률이 매우 낮고 어렵다고 알려져 있다. 1년에 1회의 시험이 있다.

방사선으로 암을 치료하는
방사선종양학과

유방초음파실에서 환자들에게 종종 들을 수 있는 말. "선생님, 이거 지워지면 안 되는데 초음파젤 묻으면 지워지는 거 아니에요?" 그런 환자들 몸 위에는 사인펜으로 그린 선이 있다. 이들은 유방암 수술을 받고 방사선치료를 진행하고 있는 환자들이다. 방사선치료를 진행하고 있는 환자들은 대부분 '유방암 보존적 절제술(Breast conversing surgery)'을 받은 사람들이다. 유방암 보존적 절제술이란 완전 절제가 아닌 암이 있는 일부분을 절제하는 수술 방법이다. 유방의 일부를 절제함으로써 미용적인 만족을 주고 환자 삶의 질을 높이기 위한 수술 방법이다. 그러나 모든 환자에게 보존적 절제술을 시행할 수는 없으며 이는 유방 대비 병소의 크기, 암 병변의 성질 등 여러 요소에 의해 결정된다. 보존적 절제술을 받은 환자 대부분은 수술 후 추가적으로 방사선치료를 병행하여 혹시 모를 병변들을 제거하게 된다.

방사선치료는 수술, 항암요법과 더불어 암의 3대 치료 방법 중 하나이다. 높은 에너지의 방사선을 이용하여 암세포를 파괴하는 방식으로 암을 치료한다. 방사선이 우리 몸에 왜 위험한지 앞에서 다룬 내용이 기억나는가? 방사선은 우리 몸 세포들의 DNA와 세포막 등을 전리시키고 여기시켜 파괴한다. 방사선치료는 이 원리를 이용해서 우리 몸의 암세포를 파괴한다. 그렇기 때문에 방사선으로 암을 치료하기 위해서는 철저한 치료계획이 필요하며 이를 위해 환자는 치료 시작 전에 여러 단계를 거치게 된다. 다음의 표를 한번 살펴보자.

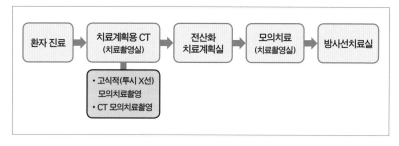

표 2-3. 방사선치료의 절차

암이 발병하면 외과 혹은 내과에서 먼저 진료를 보고 담당 의사가 치료의 흐름을 결정한다. 방사선치료가 필요하다고 판단되는 환자는 우선 방사선종양학과 전문의에게 치료를 의뢰한다. 방사선종양학과 의사는 환자의 전반적인 상황을 진단하고 판단하여 환자의 치료 여부를 결정하게 된다.

방사선종양학과란?

방사선종양학과는 방사선을 이용하여 암을 치료하는 곳으로 영상의학과, 핵의학과처럼 별개의 진료과목에 해당된다. 방사선종양학과에서는 암 환자의 외래 진료를 수행하면서 환자에게 맞는 치료계획을 수립하여 치료를 진행하고, 치료 후에는 치료 효과와 부작용 등을 관리하기 위해 외래 진료를 진행한다. 치료계획의 수립 및 실행 과정에는 전문의, 물리학자, 방사선사, 간호사 등 여러 직군이 협력하게 된다.

치료계획의 수립

치료가 결정된 환자가 진료 후 처음 방문하는 곳이 치료촬영실이다. 치료촬영실은 방사선치료 전에 치료할 부위를 의사들과 같이 결정하고 환자가 가장 편하게 느끼는 치료 자세를 확인하는 것을 목적으로 하는 곳이다. 이곳에서 결정된 치료 자세는 매우 특별한 상황이 아니면 치료가 종료될 때까지 변경되지 않는다. 따라서 환자가 가장 편한 자세를 취할 수 있도록 당사자와 많은 이야기를 나누며 진행하게 된다. 또한 치료 대상 부위를 확인하고 피부에 표시를 한다(유방암 환자들에게서 볼 수 있는 선이 바로 이때 그어진다). 환자 체형에 맞는 보조용 기구를 제작하기도 한다. 피부에 표시를 하거나 보조용 기구를 제작하는 이유는 치료계획에 맞게 치료가 끝날 때까지 치료 자세를 고정하여 치료의 효과를 높이기 위함이다.

치료촬영실에서 사용되는 모의치료장비는 영상의학과에서 사용

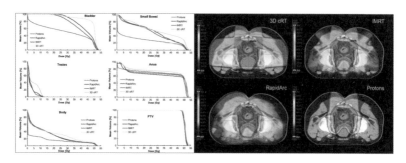

그림 2-28. 전산화 치료계획의 그래프화(왼쪽)와 시각화(오른쪽)

(출처: Wolff, H. A. et al., 2012, Irradiation with protons for the individualized treatment of patients with locally advanced rectal cancer: A planning study with clinical implications, *Radiotherapy and Oncology*, 102(1): 30-37.)

되는 투시용 X선 장비를 이용하는 고식적 모의치료장비(conventional simulator)와 CT를 이용하는 CT 모의치료장비(CT simulator)로 구분된다. 보통 3차원입체조형치료(3D conformal therapy, 3DCRT) 및 세기조절방사선 치료(Intensity modulated radiation therapy, IMRT)의 경우 치료계획용 CT검사[31] 를 하게 된다. 이렇게 획득한 방사선치료용 영상정보는 전산화치료계 획실(Treatment planning)로 전송되어 3차원으로 재구성된다. 재구성된 영 상을 바탕으로 의사들과 함께 병소와 전이 가능성이 있는 부위에 가능 한 한 많은 방사선이 전달되도록 방사선량을 계획한다. 단, 이때 정상 조직에 전달하는 방사선은 최소화한다. 방사선치료를 진행하다 보면 정상 조직에도 고에너지의 방사선이 조사가 된다. 그로 인해 정상 조직

---

31 암 환자들은 영상의학과에서 CT 촬영을 하지만 치료 시 요구되는 자세와 사용하는 고정 기구로 인 해 진단용 CT 영상은 사용할 수 없다.

과 종양 조직 모두 손상을 입게 되지만 정상 조직은 어느 정도 시간이 지나면 회복이 되는 반면 종양 조직은 회복이 되지 않는다. 물론 정상 조직에도 방사선이 조사되기 때문에 정확한 치료계획을 통해 정상 조직에 전달되는 방사선량을 최소화해야 한다.

전산화치료계획실에서는 방사선치료에 필요한 방사선량을 비롯하여 모든 계획을 컴퓨터를 이용해 수립하고, 전산화 치료계획에서 정한 방사선량을 실제로 측정해 정확한 방사선이 조사되는지 확인한다. 또한 3차원입체조영치료, 세기조절방사선치료, 입체세기조절회전방사선치료(Volumetric modulated arc rherapy, VMAT), 체부정위적방사선치료(Stereotactic body radiation therapy, SBRT) 등 다양한 방식의 치료 방법을 통해 환자에게 가장 적절한 치료 기법을 적용한다.

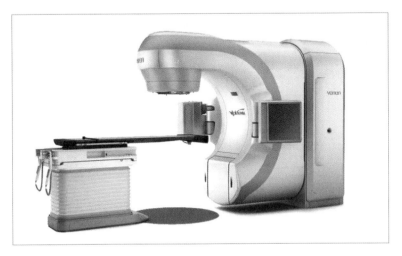

그림 2-29. 미국 Varian사의 선형가속기
(출처: Varian 홈페이지)

환자의 치료계획이 다 수립되었다. 하지만 바로 치료에 들어가지는 않는다. 정밀하게 계획된 치료계획으로 실제 방사선치료에 들어가기 전에 환자가 내원하여 치료할 부위와 치료계획이 서로 일치하는지 다시 한번 모의치료를 시행하고, 정확도가 확인된 이후 방사선치료장비인 선형가속기(linear accelerator, LINAC)로 이동하여 방사선치료를 시행하게 된다. 보통 방사선치료는 주 5일, 4~6주 정도로 길게 진행되며 환자들은 방사선치료가 끝날 때까지 매일 방사선종양학과에 내원해야 한다. 그동안 체중이 급격하게 변하면 안 되고 몸에 그은 선들도 지워지면 안 된다.

방사선치료가 끝날 때까지 환자들은 담당 방사선사를 매일 만나게 된다. 즉, 방사선사는 치료촬영실(모의치료), 전산화치료계획실, 방사선치료실에서 업무를 하게 되고 모든 치료 과정에 걸쳐 환자와 만나게 된다.

방사선을 다루는 마음과 자세

인터뷰를 진행한 선생님은 처음부터 방사선종양학과로의 취업만을 바랐고 결국 계약직으로 근무를 시작했다고 한다. 그 이유가 매우 궁금했는데, 선생님에게 방사선종양학과가 매력적으로 다가온 이유는 바로 '방사선을 이용한 암의 치료라는 특화된 목적을 가진 부서'라는 점 때문이었다. 특히 방사선은 눈에 보이지 않는 에너지의 흐름이고 암세포는 현미경으로 보지 않는 한 육안으로 확인할 수 없는 것으로, 직접적으로 볼 수 없는 특징을 지닌 둘이 만나면 물리적·화학적·생물학적 반응을 통해 암세포가 사멸될 수 있다는 점이 무척이나 매력적으로 다가왔다고 한다. 또한 다양한 질병 중 암이라는 두려운 질환을 직접적으로 마주하며 치료를 담당할 수 있어 방사선종양학과로 진로를 선택해 근무하게 되었다.

선생님은 학생 시절부터 방사선종양학과에서 근무하기를 원했기에 고집스럽게도 영상의학과, 핵의학과 등의 부서에는 지원하지 않고 방사선종양학과에만 지원을 했다. 이제 와 돌이켜보면 참 멍청하고 무식한 방법이었다고 회상하지만, 당시에는 어렵게 잡은 방사선종양학과에서의 계약직 기회를 바탕으로 업무 외 시간에 방사선치료에 관한 책, 논문 등을 탐독하며 선배 방사선사들을 따라잡기 위해 많은 노력을 했다고 한다.

그렇게 정규직으로 전환된 이후 방사선종양학과에서의 근무는 더욱 보람되었다. 치료 결과를 떠나 담당한 환자들이 방사선치료가 종료되고 지속적으로 경과를 확인하기 위해 진료를 보러 올 때마다 선생님을 찾아주는 것이 무척이나 고맙고 뿌듯했다고 한다. 환자들은 '내가 치료받을 때 매일 봤던 방사선치료 선생님들을 꼭 만나고 가야 한다'라고 했고, 완치 판정을 받은 후에는 생과 사의 갈림길에 놓이지 않았다는 안도감이 가득 담긴 세상에서 가장 행복한 얼굴로 눈물을 글썽이며 '선생님들 덕분에 여기까지 올 수 있었다'라고 해주었다 한다. 이런 환자와 환자 보호자들 덕분에 더욱 힘내서 근무할 수 있었다.

선생님의 이야기를 듣다 보니 영상의학과나 핵의학과처럼 검사부서가 아니라 치료부서이기에 환자와 끈끈한 정, 깊은 유대감 등을 나눌 수 있는 곳이 바로 방사선종양학과가 아닌가 싶다. 방사선종양학과는 양성종양이든 악성종양이든 종양 환자가 100%인 부서로 특히 악성종양으로 방문하는 환자들은 생과 사의 갈림길에서 본인의 몸을 전적으로 맡겨야만 한다. 그렇기에 선생님은 방사선종양학과에서 일하는 방사선사는 환자가 심리적 안정감과 신뢰감을 느끼게 해주는 것이 무엇보다 중요하다고 했다. 환자 그리고 환자 보호자와 유대감을 형성하고 끊임없이 소통할 수 있는 역량이 있어야 한다. 또한 타 부서에 관한 의학적 지식과 종양에 대한 지식, 방사선종양학, 방사선물리학 등에 관한 깊은 의학적 지식도 필요하다.

그렇다면 방사선종양학과에서 근무할 때 가장 주의해야 할 것은 무엇일까? 바로 '방사선'이다. 방사선을 이용하는 타 부서에 비해 매우 높은 고에너지의 방사선을 이용한다. 실제로 영상의학과에서 다루는 방사선 에너지 단위는 kV[32]인데 반해 방사선치료 시 사용하는 에너지 단위는 MV[33]에 달한다. 즉, 방사선치료를 위해 환자가 받는 어마어마한 방사선의 양으로부터 정상 조직을 보호하면서 치료를 시행해야 하므로 2~3mm의 오차 범위 내에서 정확한 치료를 해야 한다. 그리고 직접적인 치료를 시행하는 부서이기에 의료방사선 영상정보의 부족으

32 전압의 단위로 '킬로볼트(kilo volt)' 또는 '케이브이'라고 읽는다.
33 '메가볼트(mega volt)'라고 읽으며 1MV는 1,000kV이다.

로 인한 재촬영과 같은 시행은 불가능하다. 정확한 치료가 무엇보다 중요하므로 '잘못된 방사선치료는 의료사고'라는 마음으로 근무해야 한다고 했다. 이런 일을 방지하고자 방사선치료 정보를 여러 방사선사가 반복적으로 중복 확인을 하고 있으며 항상 긴장되고 예민한 상태로 근무를 하게 된다.

병원에서 하는 일은 다 마찬가지겠지만 방사선종양학과에서의 업무 그리고 마음가짐에 대한 이야기를 들으면서 방사선의 대단함과 위험함, 그리고 그것을 다루는 우리의 자세에 대해서 다시 한번 생각하게 되었다.

+ + +

방사선종양학과로의 진출을 꿈꾸는 미래의 방사선사들에게 남기는 선생님의 말을 들어보자.

"방사선종양학과가 매력적인 부서인 건 확실합니다. 다만, 국내 방사선종양학과에서 근무하는 방사선사의 전체 인원은 2023년 기준으로 1,000명이 약간 안 됩니다. 방사선종양학과로의 진로를 고려하고 있는 분들이라면 정말 적은 수의 인원만 채용된다는 것을 명심해야 합니다. 저의 경우 무식한 방법으로 방사선종양학과라는 하나의 진로만 보고 달려 좋은 결과를 얻었지만, 그 중간 과정은 절대 쉽지 않았습니다. 그럼에도 업무적으로 매우 만족스러운 분야이므로 본인의 의지와 진로에 대한 목표가 있다면 도전하길 바랍니다. 더불어 그 어떤 환자보다 정신적·육체적으로 어려우신 암 환자의 마음을 헤아리고 공감해주는 소통 능력을 반드시 길러야 합니다. 또한 학업적으로는 인체해부학과 생리학 그리고 무엇보다 방사선물리학에 관한 많은 지식이 있다면, 이러한 지식을 통해 암 치료에 대한 성취감과 보람을 느끼고 싶다면 이 길을 적극적으로 추천하고 싶습니다."

1차병원과
2차병원 이야기

병원에는 1차병원, 2차병원, 3차병원이 있다. 1차병원은 30병상 미만의 의원, 보건소 등을 말하며 우리가 흔하게 볼 수 있는 병원들이 주로 해당된다. 감기에 걸렸을 때 방문하는 내과나 이비인후과를 비롯해 소아청소년과, 정형외과 등 주위를 둘러보면 어디에나 있는 병원들이다. 2차병원은 입원이 가능한 병원으로 30병상 이상의 규모를 갖추고 있다. 마지막으로 3차병원은 500병상 이상의 규모를 갖춰야 한다. 필수 진료과목을 포함한 20개 이상의 진료과가 있어야 하고, 진료과목마다 전문의가 한 명 이상은 꼭 있어야 한다. 환자가 3차병원 진료를 보려면 1·2차병원에서 진료의뢰서를 받아 3차병원에 제출해야 한다. 진료의뢰서가 없어도 진료는 받을 수 있지만 이 경우 보험 적용이 되지 않는다.

방사선사는 1·2·3차병원 모두에서 근무할 수 있다. 물론 모든 의료장비는 방사선사가 없어도 의사가 사용할 수 있다. 여담이지만 발바닥이 너무 아파서 집 앞 정형외과에 방문한 적이 있는데, 그곳에서는 의사가 직접 X선 검사를 했다. 하지만 일반적으로는 방사선사에게 의료장비를 다루게 한다. 또한 어느 정도 규모가 있는 2차병원에는 검진센터가 있고 CT나 MR장비가 같이 있기도 해서 방사선사로서 여러 가지를 배울 수 있다. 수술장이 있는 척추수술 전문병원, 정형외과, 통증의학과에서는 수술장에서 일을 하기도 한다. 정형외과에서는 여러 뼈 검사를 하기에 일반 X선 검사 업무를 하고, 유방을 보는 의원에서는 유방촬영 및 골밀도 검사 등을 한다. 검진센터에서는 일반 X선 검사 및 위장조영검사, 유방촬영 등의 업무를 진행한다.

국가고시로 면허를 취득하고 트레이닝을 하기 전, 잠시 두 달 정도의 시간이 주어졌을 때 한 선배의 부탁으로 집 앞 2차병원에서 급하게 아르바이트를 한 적이 있었다(그때부터 일복이 많았던 건지 쉴 틈이 없었다). 집 앞 2차병원은 검진센터가 있고 CT와 MR장비도 있는, 100병상 정도 규모의 병원이었다. 거기서 했던 업무는 주로 일반 X선 검사와 유방촬영이었고 CT검사와 MR검사는 옆에서 보기만 했다. 병원에는 다섯 명의 방사선사가 있었는데 가장 높은 직급의 선생님이 팀장으로서 인력관리와 업무배치 그리고 당직 근무 관리를 했다. 응급실이 있는 병원이라 당직 근무, 야간 근무가 필요했기 때문이다.

그곳에서의 하루는 매우 바쁘게 돌아갔다. 여자 방사선사가 나 혼자

여서 오전에는 건강검진센터에서 유방촬영을 하고 오후에는 일반 X선 검사를 했다. 사실 나는 말 그대로 신입 중의 신입이었는데도 잠시도 쉴 틈이 없었다. 업무를 배워야 하고 선배 방사선사들과 합을 맞춰야 했다. 그래도 모두가 나를 배려해주고 잘 가르쳐줘서 무척 즐거웠다. 바쁘게 돌아간 만큼 많은 일을 배울 수 있었다. 3차병원을 목표로 하지만 않았다면 계속 근무를 했을지도 모른다. 물론 내가 아르바이트라는 이름으로 짧게 일했기에 표면적인 경험으로만 판단한 것일 수도 있다. 더 깊숙이 그 병원에 관여되어 오래 일했다면 다섯 명 사이에서 발생하는 불만도 보았을 테고, '사회생활이란 이런 것이군' 하고 느끼는 점도 있었을 것이며, 그 병원의 다른 일 때문에 힘들었을지도 모른다. 하지만 젊었기 때문인지 당시에는 졸업하자마자 바로 업무를 익힐 수 있어서 매력적으로 느껴졌다. 팀장님도 이 병원에서의 근무를 권유하셨기에 그곳에서 계속 일했으면 어땠을지 지금도 가끔 상상해본다.

지금부터의 이야기는 1차병원, 2차병원에서 일하는 선생님들의 경험담이다.

방사선사 경력 5년 차인 선생님은 척추 전문병원에서 일반 X선 검사와 통증치료 등을 위해 시술 시 사용하는 C-arm장비 등을 다루는 일을 하고 있다. 처음부터 척추 전문병원에서 일을 한 것은 아니고 2차병원에서 일반검사, 투시검사 등을 하다가 처음 수술실 근무를 했는데 그 일이 무척이나 재미있었다고 했다. 그래서 선생님은 C-arm장비를 더 많이 다룰 수 있는 척추 전문병원으로 이직을 했다.

선생님이 이야기한 통증치료는 우리 병원에서도 척추센터, 영상의학과 혈관조영실, 마취통증의학과에서 하고 있다. 여기서 중요한 점은 어디서 하든 통증치료에는 C-arm이 필요하고 그 장비를 다룰 방사선사가 필요하다는 점이다. 통증치료는 꼭 척추 쪽만이 아니라 신체 여러 부위에도 이뤄지는데 주로 C-arm이 필요한 곳은 목, 등, 허리 척추이며 이곳에서 나오는 신경절을 치료할 때 사용된다. 치료를 위해 신경절에 직접적으로 스테로이드 등 주사를 할 때 정확한 부위를 찾기 위해 C-arm과 조영제를 사용한다. 방사선사는 여기서 어떤 치료를 하게 되는지, 어떤 부위를 잘 보여줘야 하는지를 알아야 하고, 시술이 잘 이루어질 수 있도록 C-arm장비를 다룰 수 있어야 한다.

선생님은 막상 이직을 하고 업무를 배워보니 생각지 못한 어려움이 많았다고 한다. 다양한 통증치료 방법, 그에 따라 보고자 하는 부위의 상이함, C-arm장비 조작 등 배우고 해야 할 일이 너무도 많았기 때문이다. 그래도 같이 일하는 원장 선생님이 친절하게 알려준 덕에 빠르게 적응하고 공부할 수 있었다. 같이 일하는 의사가 다 그렇진 않을 것이고, 방사선사 혼자 업무를 습득해야 하는 경우도 있을 수 있다. 일반적으로 전 근무자가 인수인계를 하는 기간이 짧다 보니 본인이 빠르게 적응하고 공부할 수 있는 길을 모색해야 한다. 방사선사 혼자 일하는 경우는 보통 정형외과, 유방외과, 소아청소년과, 재활의학과 등의 의원에서 볼 수 있는데 신입이라면 등에 땀이 나는 순간도 꽤 있을 것이다.

소아청소년과에서 일하는 방사선사 선생님도 만났다. 대학병원에서 계약직으로 있었는데 결혼 후에 아이를 낳고 경력이 잠시 중단되었다가 소아청소년과로 취직을 한 케이스였다. 아이가 있었기에 시간 조절이 가능한 직장을 구해 아침 10시부터 오후 4시까지 소아청소년과에서 근무했다. 선생님은 이전에 초음파진단실에서 근무했기에 사실 기본적인 X선 검사는 해본 적이 없었다. 또한 아이들을 대상으로 부비동 및 흉부, 복부 X선 검사를 해야 해서 꽤 부담스러웠다고 한다. 방사선사 혼자 근무하다 보니 병원 스테이션 업무 및 보호자 상대, 컴플레인 응대 등의 다른 일도 같이 병행했고 간호사, 간호조무사와 같이 일을 해야 했다. 물론 그들이 방사선사의 업무를 침범하진 않지만 내 것이 아닌 업무가 주어지는 경우는 있었다고 한다. 그들과의 조화와 소통이 필요하다고 했다. 나의 일과 다른 이들의 일이 모호하고 경계가 불분명해지는 순간 그걸 해결할 사람은 오롯이 내가 되는 경우가 발생하기 때문이다.

신입이라면 방사선사 업무인 검사조차 어렵고 걱정될 수 있다. 내가 검사를 잘했는지는 물론, 영상이 제대로 나왔는지도 모르겠는 순간이 있을 것이다. 그럴 때는 솔직하게 이야기하는 것도 나쁘지 않다. 너무 어렵게 느껴지는 원장님이지만 충분히 물어볼 수 있다. 결국 환자를 위한 것 아닌가? 환자에게 잠시 기다려달라고 할 수도 있으니 너무 어렵게만 생각하지 말자. 부딪히며 알아가는 재미도 희열도 있을 것이다. 본인 스스로 노력해야 할 것은 검사법 숙지와 영상해부학 공부 그리고 검사별 케이스 공부로 이것들은 제대로 해나가야 한다.

또 다른 길이 있을 수 있다. 95학번 선배의 사례다. 선배는 나와 방사선학과 학사과정을 같이했다. 선배는 1차병원에서 출발했는데 그 당시에는 사무장으로 있었다. 병원에서 사무장은 병원을 효율적으로 운영하기 위해 인사, 구매, 재무 등 기타 사무 업무를 맡아서 하는 사람이다. 병원 직원의 채용 및 근태관리, 의료기기 및 의약품 등의 구매, 각종 공문처리 등의 일도 한다. 방사선사로서 열심히 일한 덕에 능력을 인정받아 병원장에게 사무장의 자리를 제안받았던 것이고 사무장으로서 또 열심히 일했다. 이후에 병원이 매우 잘되어 새로운 병원을 세웠고 선배는 지금 새 병원에서 최고의 대우를 받으며 근무하고 있다. 꼭 상급병원이 아니어도 되겠다고 느끼게 된 계기였다. 선배가 너무도 대단하게 느껴졌다. 병원을 키우는 일도 할 수 있다는 걸 처음 알았다. 병원 경영이나 행정 쪽의 업무도 우리가 할 수 있다. 많은 선배가 그랬듯이 말이다.

+++

1·2차병원이 대학병원, 종합병원보다 좋다, 나쁘다, 옳다, 아니다 할 수는 없다. 대학병원, 종합병원에서의 어려움이 있듯이 1·2차병원의 장단점도 분명히 존재한다. 병원마다 다르겠지만, 선생님들은 1·2차병원이 확실히 근무 강도가 낮고 불필요한 경쟁을 할 필요가 없으며 본인의 공부에 쏟을 시간이 더 많다고 답했다. 반면 큰 병원에서 하는 검사를 배우는 것에는 한계가 좀 있다고 했다. 연봉에 있어서도 차이가 있는 편이다.

각자마다 삶의 방식이 있듯이 직장의 선택도 마찬가지다. 내가 해줄 수 있는 말은 인생의 로드맵을 직접 그려보는 것도 나쁘지 않다는 것이다. 본인 적성과 원하는 삶의 방식에 따라 직장을 선택하고 거기서 더 발전할 수 있는 길을 모색할 수 있다. 대학병원이나 종합병원에 취직했다고 마음 놓고 현재에 머물러서는 안 되고, 1차병원에 취직했다고 불안해하며 현재에 불만족할 필요도 없다. 인생은 길고 방사선사로서의 밥벌이도 길게 할 수 있다. 그러니 지금 내가 할 수 있는 것을 찾아서 발전하자. C-arm 업무를 더 배우고 싶어 이직한 선생님, 자신의 상황에 맞게 다시 소아청소년과로 취직한 선생님이 그랬고, 병원 사무장으로서 병원을 성장시키고 경영 공부까지 한 선배가 그랬다. 그리고 인터뷰를 통해 지금껏 내가 경험하지 못했던 방사선사 업무를 해온 모든 선생님의 이야기를 들으며 느낀 점이기도 하다. 그들은 현재에 안주하며 머무르지 않았다는 것! 세상은 넓다. 미래의 나는 분명히 지금과는 다를 것이다. 현재의 내가 나를 결정하진 않는다는 것을 꼭 기억했으면 좋겠다.

(제3장)

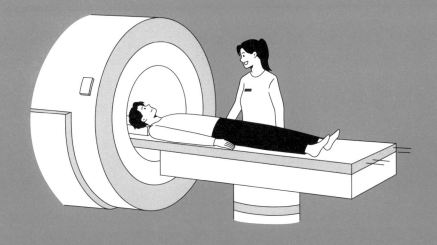

환자를
만나다

CS?
이제는 CX!

병원에서 하는 일은 어떻게 보면 서비스를 제공하는 일과도 비슷하다. 질적으로 높은 서비스를 환자에게 제공하여 긍정적인 만족으로 이어지게 해 계속 병원에 올 수 있게 하는 것! 그것이 병원이 추구하는 고객만족의 핵심이다. 방사선사라는 직업에 대해 이야기하다가 갑자기 고객만족이라니, 의아할 수도 있지만 언제부터인가 고객만족의 개념이 병원 경영에서는 빠질 수 없는 부분이 되었고 큰 병원부터 의원들까지 이 고객만족경영은 간과할 수 없는 경영 방식이 되었다.

영상의학과는 병원에서 가장 큰 검사 부서이다. 가장 비싼 의료장비로 검사를 하는 곳이며 인원도 다른 검사 부서보다 훨씬 많다. 그렇게 본다면 영상의학과에 오는 환자 수 역시 다른 부서보다 월등히 많을 것이다. 환자들은 영상의학과에 다음과 같은 과정을 거쳐 검사받고 간다.

첫째, 영상의학과에 들러 검사를 접수한다.

둘째, 탈의실로 가서 탈의를 한다.

셋째, 대기실에서 대기한다.

넷째, 검사실에서 검사를 진행한다.

다섯째, 검사 종료 후 안내를 받고 영상의학과를 나간다.

병원을 처음 찾은 환자들에게는 이러한 일련의 여정(旅程. 여행길이나 여행의 과정)이 사실 만만치가 않다. 각 여정에서 환자가 품게 되는 의문과 감정도 다 다르다. 접수를 할 때는 '여기가 맞아?' 하는 의구심이 들테고, 검사복으로 갈아입기 위해 탈의를 할 때는 '꼭 이렇게 다 벗고 검사해야 해?' 하며 미심쩍은 기분이 들 수도 있다. 또 대기할 때는 오랜 기다림에 대한 불만이 생길 수 있고, 검사실에서는 한없이 불안할 것이다. 검사실은 특히나 장비 때문에 온도를 매우 낮게 설정하는데 이렇게 추운 곳에서 혼자 남겨져 있는 기분은 썩 좋지 않을 게 분명하다. 검사가 끝나고 결과를 기다릴 때도 정도의 차이만 있을 뿐 누구나 초조, 불안, 걱정 등의 감정에 휩싸이게 된다. 환자들은 분명 병원에서 힘든 여정(旅情. 여행하며 겪는 외로움이나 시름 따위의 감정)을 느낄 것이다.

병원에서 '고객만족'이란 환자가 힘든 여정(旅情)을 따뜻하고 힘을 받을 수 있는 여정(旅程)으로 느낄 수 있도록 긍정적인 경험을 제공하는 것이라고 할 수 있다. 그렇게 보면 병원 고객을 위한 개념은 CS(고객만족)보다는 CX(고객경험)가 더 적합할 듯하다. CX는 고객의 경험이 모든 과정에서 긍정적인 기억으로 남을 수 있게 함을 의미한다. 우리는 환자의 여정에 긍정적인 기억을 남겨야 한다. 단순히 병원에서 검사하는 일로 이렇게까지 해야 하나 싶을 수도 있지만, 어떻게 보면 환자가 검사하는 과정은 환자가 병을 치료하는 여정과 동일하다. 우리의 말이 그곳에 어떤 의미로 남게 되는지를 생각하면 한마디도 쉽게 할 수 없을 정도다. '검사만 정확하게 하면 되지, 고객만족까지 신경 써야 해?'라고 생각할 수도 있다. 그 말도 옳다. 방사선사가 해야 하는 서비스 중 가장 중요한 일은 환자가 정확하게 검사를 받은 후 안전하게 검사실에서 나가도록 돕는 일이다. 그러나 환자가 검사실에 들어와서 나가는 과정, 그 여정에 우리는 동행해야 하는 사람들이다. 환자가 있기에 우리도 있는 것이다. 그래서 나는 환자를 위한 서비스를 굉장히 중요하게 생각한다.

CS, CX란?

CS(Customer Satisfaction)는 '고객만족'을 의미한다. 고객만족이란 회사나 기업에서 고객 또는 소비자의 만족을 목표로 하는 경영 기법이다. 병원도 일종의 기업이다 보니 환자들이 다시 병원을 찾는 것이 중요하다. 인터넷의 발달과 더불어 고객 의식의 향상으로 병원에서도 고객만족경영을 매우 중요하게 여기게 되었다.
CX(Customer Experience)는 '고객경험'을 말하며 요즘은 CS의 개념보다 CX 개념으로 접근하는 경영 방식이 대두되고 있다. 고객경험은 '구매 전', '소비', '구매 후'의 단계를 포함한 모든 프로세스에서 소비자 반응을 총체적으로 관리하는 것을 뜻한다.

고객경험 교육 시간에 강사로부터 이런 질문을 받은 적이 있다. 환자가 MRI검사를 하러 가면서 "MRI검사 비용이 왜 이래요? 검사비가 너무 비싸요!" 하고 말하면 어떻게 대답해줄 것인지에 대한 질문이었다. 이 상황에서 대부분의 직원은 이렇게 대답한다고 했다. "아휴, 원래 비싼 검사예요!" 이 대답이 과연 옳다고 할 수 있을까? 사실 환자는 불안해서 이런 질문을 했던 것이다. '왜 나는 이렇게 비싼 검사를 받아야 하는 거지? 어디가 많이 안 좋은 건 아닐까?' 하고 걱정되는 마음이 더 컸을 것이다. 정말 비싸다고 느껴서 물어볼 수도 있지만 그렇다고 안 받을 검사는 아니지 않는가? 환자의 이 질문은 '나는 너무 불안해요'라는 마음의 소리였다. 그런 마음을 다 읽기에는 나도 아직 많이 부족하다. 정말 신경 써서 주의를 기울이지 않는 이상 환자의 마음이 쉽게 읽히지는 않는다. 열 길 물속은 알아도 한 길 사람 속은 모른다고 하지 않는가? 그것도 오늘 처음 만난 사람의 마음을 어떻게 알겠는가? 하지만 병원을 찾는 환자들의 마음은 거의 같다. 그 마음을 읽어주려 노력하는 것만으로 환자의 여정이 조금이나마 따스해질 수 있지 않을까 생각한다.

민원
그리고 방탄조끼

이번에 다룰 내용은 '고객 민원'에 관한 것이다. 지금까지 '고객만족이 중요하다'고 이야기해놓고 바로 고객 민원을 논하는 것이 어떻게 보면 모순 같다고 느낄 수도 있다. 그러나 아무리 좋은 서비스를 제공해도 모든 사람을 만족시킬 수는 없고, 모든 상황이 내 마음처럼 흘러가는 것도 아니다. 최선을 다했음에도 불구하고 민원은 생기기 마련이다. 민원은 내부적으로 발생하기도 하고 외부에서 들어오기도 한다.

무슨 이야기인가 하면, 먼저 '내부 민원'은 검사실 안에서 환자들의 항의를 받는 경우를 말한다. 환자들이 검사실 안에서 크게 화를 내거나 무리한 요구를 하고 갈 때가 있다. 병원 직원이 정말 잘못했을 수도, 그렇지 않았을 수도 있다. 만약 환자들이 분이 안 풀리거나 개선의 필요성을 느끼게 되면 부서 내부가 아닌 외부, 즉 고객상담실에 민원을 정식으로 제기할 수 있다. 이것이 '외부 민원'이다. 외부 민원이 발생하면 문제가 더 커진다. 병원과 과 전체에 이 일이 알려지고 고과에도 영향을 주며, 민원을 제기한 환자에게 해결 방안을 제시해야 하기 때문이다. 발생한 민원에 제시할 수 있는 해결 방안이라는 건 사실 별다른 게 없다. 직원의 사과 및 교육 등이 대부분이고 검사 절차나 병원 프로세스를 변경하기란 쉽지 않은데다 민원의 발생 원인은 한 직원만의 잘못이 아닌 경우가 훨씬 많다.

이런 이유로 고객만족이나 고객경험은 '병원 경영의 관점'이 아니라 '개인적인 관점'으로도 접근해야 한다고 본다. 병원 경영의 관점으로 고객만족과 고객경험을 위해 직원들에게 교육을 반강제적(?)으로 시키곤 하는데, 직원들은 일만으로도 힘들고 바쁜 와중에 교육까지 받아야 해서 그 필요성을 이해하지 못하거나 불만을 품는 경우가 많다. 다음으로 개인적인 관점이라 하면 고객만족 혹은 고객경험을 위하여 노력하는 병원 직원들의 관점을 말한다. 직원들의 관점이 중요한 이유는 다름이 아니라 이러한 고객경험 교육이 민원을 줄이고 우리를 지키는 '방탄조끼'가 되어주기 때문이다.

개인적으로는 병원 경영의 관점으로 크게 바라보는 것보다 나를 지키기 위한 개인적 관점으로 고객만족과 고객경험을 바라보는 것을 더 좋아한다. 즉, 개인적 관점의 고객경험 교육은 직원들이 자신을 지키기 위한 교육이 된다. 병원의 고객인 환자들은 '날카로운 무기'를 가지고 오는 경우가 많다. 이때의 날카로운 무기란 공격적인 말과 행동을 의미한다. 왜일까? 앞에서도 계속 말했지만 그들은 불안하고 힘들고 아프

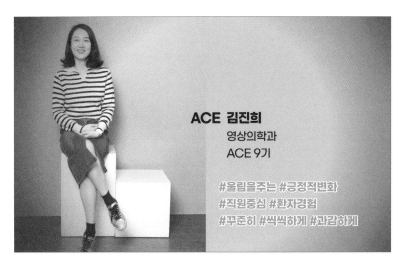

ACE 김진희
영상의학과
ACE 9기

#울림을주는 #긍정적변화
#직원중심 #환자경험
#꾸준히 #씩씩하게 #과감하게

그림 3-1. 저자는 병원 CX 강사로 활동 중이다.

고 슬프다. 그러한 부정적이고 힘든 감정이 뾰족한 창으로 나타나 우리의 조그마한 실수들이나 혹은 실수가 아닌 것들조차도 쉽게 공격하게한다. 뾰족한 창을 막으려면 우리를 보호할 수 있는 방패나 방호복이필요하다. 그런 방패를 갖는 법, 방탄조끼를 입는 법 그리고 한 명의 병원 직원에서 원래의 나로 돌아오는 법을 알기 위해서는 교육을 통해 응대 매뉴얼을 완벽히 숙지하고 반복적으로 연습하는 방법밖에 없다. 민원을 줄여주는 방탄조끼를 입는 것, 바로 그것이 고객경험 교육의 핵심이다.

다음은 포항에서 온 한 환자의 사례이다. 이분은 유방암 환자로, 검사하는 도중 겨드랑이 쪽 림프절 전이가 의심되어 세침검사를 받으러 내원했다. 그날도 여느 때와 마찬가지로 바쁜 오후가 예상되는 날이었다. 환자는 예약 시간보다 20분 정도 늦게 접수하고 대기했다. 병원에서는 참 이상하게도 10분이라도 늦으면 그보다 훨씬 많이 기다리게 된다. 여러 이유가 있지만 다른 환자들의 예약이 빡빡하게 있기도 해서그 환자는 오래 기다린 끝에 검사를 하러 들어갔다. 그런데 교수님이나에게 "이분 검사했는데 왜 또 하시는 걸까요?" 이러시는 거다. 깜짝놀라서 급하게 이전 기록을 봤더니, 2주 전에 입원해서 같은 검사를 받은 환자였다. 입원하기 전에 잡아놨던 외래 예약이 취소되지 않았던 것이다. 이 검사를 위해 포항에서 오셨는데! 표정 관리가 안 됐다. 환자가쏟아낼 창을 받아낼 자신이 없었다. 환자는 분명 어마어마하게 화를 내며 포항에서 분당까지 온 교통비를 내놓으라고 할 수도, 제일 높은 사람 나오라고 소리를 지를 수도 있을 것이다. 그 밖에 여러 안 좋은 상황을 상상하며, 나는 눈물을 머금은 채 그동안 공부하고 연습했던 대로방탄조끼를 주섬주섬 입었다. 방탄조끼, 즉 민원 발생 매뉴얼은 다음과같다.

첫째, 경청

둘째, 진심 어린 사과

셋째, 해결 방안 제시

넷째, 해결 방안이 받아들여지지 않으면 장소 및 사람을 변경하여 다시 반복

우선 환자의 말을 잘 듣고 "죄송합니다" 하는 진심 어린 사과를 최선

을 다해 전달해야 했다. 두근거리는 마음으로 환자 앞에 섰다. 변명 따 윈 필요 없다. 나의 실수는 아니었지만 환자를 생각한다면 이건 정말 병원 측에서 잘못한 일이다.

그래서 이렇게 진심을 다해 방탄조끼를 입었더니 어떻게 되었냐고? 정말 환자가 소리소리를 질렀냐고? 사실 이 이야기는 너무나 비현실적 으로, 낭만적으로 아름답게 끝나기는 했다. 환자의 이 한마디가 특히나 그랬다.

"서울로 나들이 한번 온 거죠."

예? 나들이라뇨! 여기서는 언성을 높이셔야 합니다. "내 시간하고 교통비 어쩔 거예요. 물어내세요!" 이렇게 화를 내도 나는 그녀의 공격 에 쓰러지지 않겠다고, 진심을 다해 사과하겠다고 생각했는데…. 이런, 다른 방법으로 나를 공격하셨다. 눈물이 차올랐다.

"아휴, 선생님들 바쁜데 확인해주셔서 감사해요. 나들이 온 셈 칠게 요. 서울 구경 한번 했다 하죠! 괜찮아요. 그쪽 외래 선생님들한테도 저 왔다고 얘기하지 마세요. 거기도 바쁠 텐데…. 그럼 수고하세요" 하고 는 총총히 떠났다.

암 진단을 받은 지 얼마 되지 않았고 전이가 의심되며 항암치료를 이제 시작한 환자. 분명 누군가를 배려할 수 있는 상황은 아니었을 거 다. 정작 이런 환자에게 배려를 받아서 더욱 죄송하고 마음이 불편했 다. 진심을 다해 그녀가 이 어려운 여정을 잘 이겨내고 외롭지 않게 지 나가기를 마음속 깊이 기도했다.

물론 이런 사례는 많지 않다. 병원에서 일하는 나라도 이 상황에서는 분명히 화가 났을 것이다. 병원 시스템을 아니까 더 독하게 따졌겠지. 고객상담실까지 찾아가 병원 시스템의 변경은 물론, 교통비와 정신적 피해 비용까지 요구하지 않았을까 싶다. 이렇듯 병원에서 일을 하다 보면 뜻하지 않게 민원이 발생하는 상황에 부닥칠 수 있다. 앞의 사례처럼 자신의 잘못이 아닌 상황에서 환자의 불평과 민원을 마주하게 될 수도 있다. 그렇기에 환자가 쏟아내는 공격을 막기 위해서는 방탄조끼가 필요하다. 방탄조끼는 두꺼울수록 좋다.

결국 방사선사의 일은 서비스업일지도 모른다. 아니, 병원에서 근무하는 모든 직종은 서비스업이다. 물론 전문적인 지식으로 환자의 진료 과정에서 꼭 필요한 검사를 진행하여 진단과 치료를 돕는 것이 우리의 일이다. 그러나 우리는 환자를 만나야 한다. 환자를 만나는 과정에서 충분한 서비스를 제공해야 한다. 일반적인 물건을 사는 고객과는 다르지만 우리의 의료를 사러 오는 고객들이다. 고객은 서비스를 원한다. 병원 시스템에도 달렸지만, 그 서비스를 얼마나 양질로 제공하느냐는 직접 고객을 만나는 우리의 몫이기도 한 것이다.

소아 환자들의
미래를 위해

솔직하게 말해서, 엄마가 되기 이전에는 아이들이 검사하러 병원에 오는 것이 싫었다. 아이들이 우는 것도 싫고 직접 붙잡고 검사해야 하는 것도 싫었다. 일반진단실에서 근무할 때는 설이나 추석 다음 날이 고되게 느껴졌다. 뭘 먹고 그렇게 배가 아파서 오는 걸까 하고 생각했었다(이상하게도 명절 다음 날에는 응급실에 환자가 넘쳐난다). 그랬던 내가 막상 엄마가 되고 보니 병원에 오는 아이들을 보면 그렇게 짠할 수가 없다. 작게 아프든 크게 아프든, 아이들이 아픈 게 너무 가슴 아프다.

며칠 전 응급실에서 근무하는데 열 살도 안 된 아이가 들어왔다. 놀이터에서 놀다가 넘어져 팔이 골절되어 급하게 왔다고 한다. 어찌나 의연하게 검사를 잘 받는지 참 대견했다. 하지만 아픈 쪽 검사는 이겨낼 장사가 없다. 여러 방향으로 팔을 돌려야 하는데, 검사하는 나도 그렇지만 당사자인 아이는 더더욱 힘들다. 그걸 보는 아이 엄마도 안절부절 못했다. 그래도 검사를 잘 마무리했다. 우리 아들도 열 살이지만, 열 살도 안 된 아이들이 이렇게만 도와준다면야 어떤 검사든 쉽게 할 수 있을 것 같다(우리 아들이 겁이 많다 보니 나는 이해심이 많은 편이다). 당연하게도 아주 어린 아이들은 이조차도 어렵다. 말도 못 하는 아이들을 데리고 검사를 할 때는 사실 겁도 난다. 잘못 만졌다가 더 큰 일이 날 수도 있고, 어디가 아픈지 정확히 알 수도 없으니 말이다.

응급 초음파를 하러 온 아이도 있었다. 배가 아파서 왔다는데 혈변도 하고 계속 칭얼거렸다. 응급 촬영과 응급 초음파를 시행했더니 장중첩이었다. 이런 경우에는 공기를 대장에 넣어 장을 풀어주는 시술을 하게 되는데 이것 또한 매우 응급으로 해야 한다. 장이 겹쳐 있어 막힌 상태라고 하면 이해하기 쉬운데, 빨리 풀어주지 않으면 장폐색이 올 수도 있고 수술을 해야 하는 상황까지 온다. 이러한 일을 의뢰받으면 우리는 영상의학과 의사와 함께 투시 X선 검사를 진행한다. 아이의 항문을 통해 공기가 들어가면서 장이 풀어지는 투시 영상을 확인하며 안도의 한숨을 쉬었다. 장이 풀리는 순간 아이는 바로 괜찮아진 듯 보였다.

이렇게 건강한 아이들도 다쳐서 오면 마음이 짠한데, 더 가슴 아픈 아이들이 있다. 바로 조산아이다. 방사선사가 조산아를 왜 만날까? 하고 생각할 수도 있다. 방사선사는 보통 두 가지 이유로 조산아를 만난다. 조산아들도 매일 상태를 봐야 해서 이동촬영을 주기적으로 하는 경우, 그리고 초음파검사로 뇌나 복부, 고환 등을 검사하는 경우이다.

처음으로 신생아중환자실에 갔을 때가 생각난다. 결혼하기 전이라 아픈 아이들을 향한 안타까움은 있었지만 지금처럼 크진 않았다. 그럼에도 유독 가슴이 아프고 짠할 때가 조산아 등 신생아중환자실에 있는 아픈 아이들을 볼 때였다. 이동촬영을 하러 신생아중환자실에 가는 게 너무도 무서웠다. 그 조그만 아이들을 영상판에 올려놓고 검사해야 하는데 떨어질까 봐 노심초사했다. 물론 간호사들이 납복을 입고 옆에서 아이들이 떨어지거나 움직이지 않게 잡아주긴 하지만 신입일 때는 가장 두려운 검사에 속했다. 또 검사 결과가 잘 안 나오면 어쩌나 하는 부담감도 컸다. 일이 능숙해질 즈음에는 점차 괜찮아지기는 했지만 여전히 아이들을 검사할 때는 더욱 주의를 기울인다. 아이들의 생식선을 잘 차폐해주고, X선이 방출되는 조사야를 최대한으로 줄인다.

초음파검사실에서도 조산아들을 검사한다. 주기적으로 조산아들의 초음파검사를 진행하기 위해 일주일에 세 번 정도 초음파장비를 끌고 영상의학과 교수님과 함께 중환자실을 방문한다. 보통 이때 뇌 초음파를 가장 많이 하게 된다. 아직 닫히지 않은 대천문을 통해서 정기적으로 초음파검사를 하는 것이다. 뇌가 잘 자라고 있는지, 부어 있지는 않은지, 뇌척수액의 흐름은 괜찮은지 등을 보게 된다. 아이들이 너무도 작고 연약해서 검사할 때마다 마음이 아프다. 초음파검사를 할 때 교수님 옆에서 아이를 잡기도 하는데 무서울 정도로 작고 연약하다.

조산아뿐 아니라 여러 이유로 우리는 검사실에서 아이들을 만나게 된다. 지금까지 내가 근무했던 일반검사실, 초음파검사실, CT진단실에서 모두 아이들을 볼 수 있었다. CT진단실에서 아이들을 검사할 때가 특히 긴장되는 순간이다. 왜냐하면 CT는 앞서 말했듯이 방사선량이 매우 높은 검사이다. 한 번의 실수도 용납되지 않는다. 검사계획을 세밀하게 짜야 한다. 협조가 되지 않는 아이들은 재워서 검사한다. 아이들이 움직여서 재검사를 하게 되는 일을 방지하기 위해서다. 아이들을 대상으로 이뤄지는 검사는 더욱더 완벽해야 한다.

방사선사로서 아이들을 만날 때는 그 아이들의 미래를 생각해보자. '갑자기 무슨 미래?' 하고 생각할 수도 있다. 내가 말하는 미래는 거창한 것이 아니다. 평범한 일상을 뜻한다. 아이들은 얼마 되지 않는 삶을 살아오면서 인생의 중대한 고비를 맞이했다. 아이들은 그저 학교를 가고 친구들과 재미있게 노는 평범한 일상을 바라고 있을 것이다. 우리는 그 평범한 일상을 줄 수 있는 의사는 아니며 비록 아이들의 삶에서 스쳐 지나갈 뿐이지만 우리의 노력도 작게나마 긍정적인 도움을 줄 수 있다고 믿고 있다.

점점 늘어나는
유방암 환자들

유방초음파실에 있다 보니 유방암 환자들을 많이 보게 된다. 많이 보는 정도가 아니라 검사를 받으러 내원하는 환자의 약 70%가 유방암 환자일 정도다. 유방암을 진단받고 수술하기 전에 오는 환자들, 수술 전에 항암치료를 하는 환자들 그리고 수술하는 날 만나는 환자들, 수술 후 정기적으로 만나는 환자들이 있다.

이렇게 다양한 환자를 만나다 보면 여러 가지를 보고 느끼게 된다. 우선은 유방암 환자가 정말 정말 많다는 것과 젊은 유방암 환자가 늘고 있다는 것을 수치로 보지 않아도 직접 체감하게 된다. 하루에 열 명 정도는 암 진단을 받고 내가 근무하는 유방초음파실로 내원하는 것 같다. 또 나와 비슷한 또래의 환자들도 많이 보인다. 개인적으로는 환자 나이가 나와 비슷하거나 어리면 더 조심하게 되는데, 아마도 환자의 입장을 나에게 투영해서 그런 것이 아닐까 한다.

2019년 보건복지부에서 발표한 암등록통계 자료에 따르면 여성들이 암 중에서 유방암에 가장 많이 걸리는 것으로 보고되었다. 또한 연령대를 보아도 젊은 유방암 환자의 비중이 큰데, 폐경 전에 유방암에 걸리는 젊은 유방암 환자가 증가하고 있다고 한다.

임신 상태에서 유방암 진단을 받은 환자가 있었다. 임신 중에는 아무래도 못 받는 검사가 많아진다. X-ray검사, CT검사도 받기 어렵고, 태아의 주수가 어느 정도 되면 엎드려서 하는 검사인 MRI검사도 불가하게 된다. 여러 검사를 받기 어려워지다 보니 환자의 걱정이 이만저만이 아니었다. 환자는 유방초음파실에서 자동유방초음파(Automated breast ultrasound, ABUS)[34]로 검사를 받았는데 그날의 검사 담당은 바로 나였다.

그 환자는 자동유방초음파로 검사받는 내내 "검사를 안 하면 어떻게 되죠?", "이 검사는 어떤 의미가 있나요?", "X-ray나 CT, MRI, 핵의학 검사를 못 하게 되면 전이되거나 하는 여부는 어떻게 알 수 있어요?", "항암치료는 할 수 있을까요?" 등을 물었다. 또한 첫째 아이가 있던 환자는 엄마로서 정말 가슴 아픈 선택을 해야 하는지를 물어보기도 했다. 그 질문에 나는 아무런 말도 못 했다. 왜 나한테 그런 걸 물어보는 걸까.

---

34 자동유방초음파는 탐촉자가 스스로 움직이면서 환자의 가슴을 전체적으로 검사하는 장비이다. 마치 동영상처럼 기록이 되며 이 영상을 판독실에서 영상의학과 전문의가 판독한다. 우리 병원은 암 수술을 받은 환자를 제외하고는 대부분 자동유방초음파로 검사하고 있다. 바로 옆 검사실에 의사가 상주하며 자동유방초음파로는 검사가 부족한 부분을 기존의 손으로 하는 초음파(Hand-Held US)로 추가 검사하기도 한다.

단위: 명, %, 명/10만 명

순위 Rank	암종 Site	발생자수 Cases	백분율 %	조발생률 CR	연령표준화발생률 ASR
	모든 암 All cancers	120,538	100.0	468.5	297.4
1	유방 Breast	24,820	20.6	96.5	68.5
2	갑상선 Thyroid	23,160	19.2	90.0	79.6
3	대장 Colon and rectum	11,911	9.9	46.3	22.5
4	위 Stomach	9,732	8.1	37.8	19.7
5	폐 Lung	9,629	8.0	37.4	17.4
6	간 Liver	4,064	3.4	15.8	7.3
7	췌장 Pancreas	3,949	3.3	15.3	6.8
8	담낭 및 기타담도 Gallbladder etc.	3,487	2.9	13.6	5.4
9	자궁체부 Corpus uteri	3,287	2.7	12.8	8.8
10	자궁경부 Cervix uteri	3,273	2.7	12.7	9.5

표 3-1. 2019년 여성 암 발생 현황

(출처: 보건복지부·중앙암등록본부·국립암센터, 《국가암등록사업 연례 보고서(2019년 암등록통계)》, 2021)

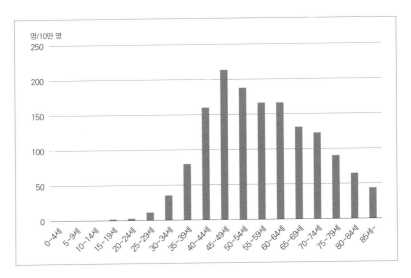

표 3-2. 연령군별 유방암 발생률

(출처: 보건복지부·중앙암등록본부·국립암센터, 《국가암등록사업 연례 보고서(2019년 암등록통계)》, 2021)

"교수님한테 물어보세요. 저는 의사가 아니에요"라는 말도 환자에게 상처를 줄 것 같았고, 환자 마음을 잘 알 것 같아서 가슴이 아팠다. 하지만 환자는 누구라도 붙잡고 호소하고 싶었던 게 아닐까? 방사선사인 내가 답을 해줄 수 있는 건 한정적이고, 대답할 수 없는 것이 대부분이었지만 환자는 간절하게 계속 물어봤다. 엄마로서, 같은 여자로서 나또한 간절해졌다. 그녀에게 어떤 위로가 되지는 못했겠지만 이야기를 들어주고, "저는 의사가 아니지만 이 검사는 보통 이럴 때 합니다…", "그 부분은 교수님께 물어보시는 게 더 정확할 것 같아요" 하면서 내가 대답할 수 있는 범위 내에서 진심을 다해 답해주었다. 환자가 나가고나서 나는 한동안 안타까운 마음을 떨칠 수가 없었다.

또 한번은 60대 중후반의 환자가 왔는데 환자의 왼쪽 가슴이 뻥 뚫려 있었다. 무슨 말인가 싶겠지만 정말 그녀의 가슴은 뻥 뚫려 있었다. 가슴이 없었고 암이 피부까지 다 먹어 들어갔으며, 상처가 너무 심해 피와 고름이 계속 나고 있었다. 우리 엄마와 비슷한 나이인데 많이 연로해 보였고 움직일 때마다 숨이 찬다고 하셨다. 21세기에 이런 경우가 있나 싶겠지만 생각 외로 상태가 심한 환자도 많다. 이렇게 될 때까지 왜 병원에 오지 않으셨냐고 마음속으로 100번은 외쳤는데, 나의 마음속 이야기를 들은 것처럼 검사받는 도중에 환자가 이런 이야기를 했다.

"아휴, 내가 너무 무서워서 병원엘 못 왔어. 우리 애들이 나보고 병원 가보라고 몇 번을 이야기했는데 내가 병원 앞까지 갔다가 그냥 오고 몇 번 그랬어. 그런데 갑자기 이렇게 된 거야. 고름이 나고…. 허허허."

그러고는 민망해하며 웃으신다. 마치 자식들 탓이 아니라 내 탓이라는 듯이 변명해주는 것 같았다. '의사도 아니고 검사자인 나한테 왜 이런 이야기를 툭 하니 꺼내놓으실까?' 하는 생각도 들었지만, 교수님한테 혼나서 그때 못 하신 변명을 나한테 하는 게 아닐까 싶었다. 아마 혼나셨겠지…. 암으로 인해 피부가 없어질 정도가 되었는데, 어쩌면 같이 진료를 본 자식들도 혼나지 않았을까? 그녀는 누구한테라도 이야기하고 싶었던 것이다. 자식들 잘못이 아니고, 무서워서 병원에 못 간 내 잘못이라고…. 그래서 덤덤히 이야기를 들어드렸다. 그리고 거동도 힘들어하는 환자를 자식들에게로 안내했다. 양쪽에서 아들딸이 부축해 가는 그 모습이 짠하고 안타깝기도 해서 탈의실에 들어갈 때까지 한참을 봤던 기억이 난다.

환자들이 유방암을 진단받으면 필수 불가결하게 유방촬영실과 유방초음파실을 방문하게 된다. 그런 환자들을 검사할 때면 그들의 슬픔, 불안 등 여러 감정에 동화되어 같이 지치기도 한다. 물론 환자들을 대략 10분 정도로만 짧게 보지만 그럼에도 그런 환자들을 대할 때는 어쩔 수 없이 조심하게 된다. 마음과 분위기가 덩달아 무거워지기 때문이다. 지금도 환자들을 대할 때 마음속에 새겨진 어떤 말을 떠올리곤 한다. 암 진단을 받은 한 환자가 했던 말이다. "내가 젊었을 때는 예쁘기만 하던 것들이 이제는 내 목숨을 위협하네." 그분은 매우 담담히 이야기했는데, 웃기도 뭐하고 아무런 대답이 없이 지나가기도 애매한 상황이어서 얼버무리며 어색한 미소를 지었다. 하지만 지금도 그 말이 계속 떠오른다. 나도 같은 여자이고, 딸이 있는 엄마이기도 하며, 우리 엄마가 생각나기도 하기 때문이다.

아직 그녀들의 심정을 완전히 이해할 수는 없다. 하지만 검사에 임하는 마음가짐과 태도를 통해 위로하는 마음을 조금이라도 느꼈으면 하는 바람으로 오늘도 환자들을 만난다.

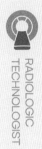

(제4장)

병원 너머
다른 세상을 만나다

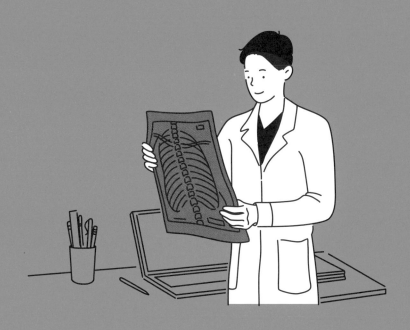

해외 방사선사

방사선학과를 졸업한 후, 그리고 방사선사 면허증을 취득한 후에 병원에서만 일해야 하는 건 아니다. 병원이 아닌 다른 곳에서도 방사선학과를 나와 할 수 있는 일이 많다. 물론 졸업생 대부분이 병원 취업을 목표로 공부하고 취업 준비도 하고 있지만, 병원이 아닌 다른 세상에서 자신의 꿈을 펼쳐가며 일하는 사람들이 있다. 또한 대한민국이 아닌 해외에서 방사선사로 일하는 사람들도 있다. 이번 장에서는 그런 사람들의 이야기를 소개해보고자 한다.

한참 취직에 실패하던 때에 진로에 관해 여러 생각을 했었다. '계약직 근무가 마무리되는 시점에 퇴직금으로 혼자 배낭여행을 가리!' 하다가도 '프리랜서 초음파사로 사는 것도 좋겠다' 했다가도 '대한민국이 아닌 다른 나라에서 방사선사를 해볼까?' 혹은 '공무원 시험을 준비할까?'를 고민하기도 했다. 내가 여러 생각만 하고 이래저래 실천하지 못했던 것은 용기가 없었기 때문이다. '영어를 못해서' 혹은 '새로이 시작하기에는 나이가 너무 많아서' 등등 이런저런 핑계를 대며 시도하지 못했는데 만약 그때로 돌아간다면 뭐든지 할 수 있을 것 같아 아쉽기도 하다. 지금은 병원에서 방사선사로 만족하며 일하고 있지만, 미국에서 근무하고 있는 선생님의 이야기를 들으며 가슴이 두근거렸고 선생님의 용기가 너무도 부러웠다.

지금부터 미국에서 방사선사 혹은 초음파사로 일하는 방법을 알아보겠다. 미국에서 일하는 선생님의 이야기를 소개하지만 미국 말고도 호주, 캐나다 등 방사선사로 일할 수 있는 나라는 많다. 미래의 방사선사들이나 직업을 고심하고 있는 청소년들에게 이런 방법으로도 우리나라가 아닌 해외에서 일하며 살아갈 수 있음을 알려주고 싶었다. 물론 다른 여러 방법도 있을 것이다. 정말로 원한다면 어떻게든 행동으로 옮기면 된다고 말해주고 싶다.

미국 방사선사 되는 법

우리나라에서 학위를 받고 국가고시를 통해 면허를 얻었더라도 미국에서 방사선사로 일하려면 미국의 방사선사 면허를 취득해야 한다. 미국 방사선사 면허는 미국방사선사협회(American Registry of Radiologic Technologists, ARRT)에서 인증받을 수 있다. 인증을 받기 위한 필요조건은

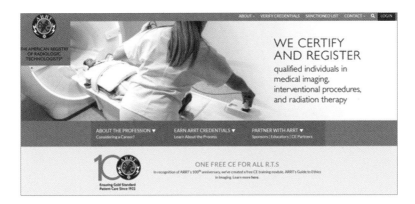

그림 4-1. ARRT 홈페이지(https://www.arrt.org)

ARRT 홈페이지에서 확인 가능하다. 보통 ARRT가 인정하는 학교의 준학사 학위(Associate's degree) 이상의 학위를 취득해야 한다. 즉 ARRT에서 요구하는 학위나 교육 프로그램을 완료한 증명서 또는 인증서가 필요하다. 그리고 ARRT 시험을 보기 위해서는 실습도 반드시 필요한데 최소한 1,000시간 이상의 실습이 요구된다. ARRT가 인정하는 미국의 방사선학과들은 실습 프로그램이 1,000시간 이상의 교과과정으로 되어 있어서 미국 학교를 졸업한다면 ARRT 시험을 볼 수 있다. 만약 미국 교육 프로그램을 이수하지 않았거나 우리나라 병원에서 일한 경력을 실습 시간으로 인정받고자 한다면 ARRT 혹은 해당 주의 방사선사 규정을 확인해야 한다.

미국은 의료 법령과 방사선사의 취업 규정이 주별로 달라서 자신이 어디서 일할지를 먼저 결정하는 것이 좋은 방법일 수 있다. 예를 들어 캘리포니아에서 방사선사로 일을 하고자 한다면 ARRT의 인증을 받고 캘리포니아 방사선보건국(California Department of Public Health-Radiologic Health Branch, CDPH-RHB)에서 면허를 받아야 한다. 또한 캘리포니아에서 인증된 평가기관을 통해 학위와 면허증 인증도 받아야 한다. 이 면허의 자격은 주기적으로 갱신해야 하는데 그러기 위해서는 지속적인 교육을 받아야 하며 캘리포니아 방사선보건국에서 요구하는 조건도 충족해야 한다.

ARRT를 취득하고 주별 충족 조건을 다 갖추었다고 해서 바로 취업할 수 있는 건 아니다. 취업비자를 받아야 하고 병원에서 필요로 하는 요구 조건도 충족해야 하기 때문이다. 또한 우리나라에서처럼 면허증인 ARRT만으로 일반 X선 검사부터 CT검사, MRI검사, 핵의학 검사를 전부 할 수 있는 것도 아니다. 처음 ARRT를 취득하게 되면 일반 X선 검사는 할 수 있지만 CT검사를 하려면 CT진단실에서 일정 트레이닝 시간을 충족한 후에 다시 ARRT에서 CT 관련 시험을 봐야만 한다.

만약 한국에서 고등학교를 졸업한 후에 방사선사가 되기 위해 미국에 가고자 한다면 미국 대학에 진학해야 한다. 대학의 방사선사 교육 과정은 방사선사로서의 기초지식 습득과 실습을 위주로 한다. 우리나라의 경우 임상실습이 두 달 정도(1주에 40시간이며, 8주로 계산하면 320시간 정도)인 것에 비해 미국은 최소 1,000시간 이상, 보통은 1,800시간이라고 하니 실습 시간이 어마어마하다. 취업하면 바로 현장에 투입될 수 있을 정도로 교육을 받는다고 보면 된다. 그 이후에는 앞서 소개한 것과 동일한 과정을 거친다.

미국 초음파사 되는 법

초음파진단실을 소개할 때도 한 번 언급했지만 미국에서 초음파사로 일하려면 관련 자격증이 필요하다. ARRT를 취득한다고 해서 초음파사가 될 수 있는 건 아니며, 미국진단초음파협회(ARDMS)의 초음파사 자격증을 취득해야 한다. 그렇다고 이 자격증만으로 바로 취업할 수 있는 것도 아니다. 취업하고자 하는 병원에서 요구하는 조건을 잘 알아봐야 하고 다른 경력이나 자격요건도 확인해야 한다. 방사선사 취업처럼 나의 학위와 경력이 인정되는지도 확인해야 한다. 무엇보다 면접이 가장 중요하기 때문에 자신의 자격증으로 어떻게 일할 수 있는지를 잘 설명할 수 있어야 한다.

우리가 열심히 알아보고 준비해도 항상 걸리는 그것, 바로 영어

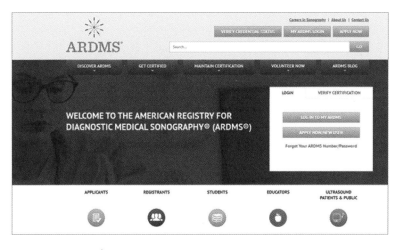

그림 4-2. ARDMS 홈페이지(https://www.ardms.org)

가 되겠다. 학교에 다시 들어간다고 하면 공인 영어시험인 TOEFL과 IELTS 등의 성적이 필요하며 이는 취업 시에도 요구될 수 있다. 영어 능력은 면접 및 에세이를 통해서도 평가받게 된다. 의료 분야에서 일하려면 환자들과의 소통이 중요하고 같이 일하는 의사, 간호사와의 원활한 의사소통도 필요하기 때문이다.

미국 방사선사 인터뷰

이 모든 어려운 과정을 거치고 현재 미국에서 방사선사로 일하고 있는 선생님을 인터뷰했다. 선생님은 94학번으로 나의 모교와 멀지 않은 곳의 대학을 졸업했다. 취업을 준비하는 과정에서 미국 방사선학과로의 유학을 꿈꾸며 유학비자를 신청했으나 거절당하고 서울의 모 병원에서 계약직으로 일하던 중 취업비자를 진행할 수 있는 미국 병원을 알게 되었다고 한다. 취업비자가 승인되자마자 한국에서의 생활을 정리하고 미국행을 결정했다. 선생님의 말을 들으며 떠올랐던 말은 '두드려라, 언젠간 문이 열릴 것이다'였다. 유학비자를 거절당했다고 상심한 채 포기한 것이 아니라 취업비자를 받을 수 있는 병원을 계속 알아보고 문을 두드린 끝에 긍정적인 연락을 받았기 때문이다.

그렇게 미국에 취업비자로 입성했지만 일하고자 했던 병원(취업비자를 받을 수 있게 해준 병원)에서 정상적인 면허로 근무할 수는 없었다. ARRT의 면허를 취득한 것이 아니었기 때문에, 주에서 취업비자는 내

주었지만 근무할 수 있는 면허를 발급해준 건 아니었다고 한다. 다시 학교에 들어가야 하나, 어떻게 해야 하나, 고민하던 중에 선생님은 ARDMS 자격증을 떠올렸고 ARDMS 복부 자격증을 취득하여 미국 병원에서 근무할 수 있었다. 그 후 ARRT 면허를 취득하기 위해 방사선 교육 프로그램을 등록했다. 하지만 프로그램을 이수하고서도 ARRT 면허시험을 볼 수는 없었다. 이유는 ARRT 시험에서 요구하는 파트별 실습 일수가 부족했기 때문이다. 앞에서도 말했지만 우리나라에 비해 미국은 실습 시간이 월등히 많다. 또 하나의 장애물을 넘어야 했다. 다행히 한국에서 근무했던 경력을 일부분 인정받았고, 현재 병원에서 추가로 실습을 진행하고 나서야 ARRT 면허를 취득할 수 있었다고 한다.

계속해서 장애물이 나타나 머나먼 타국에서 마음고생이 심했을 텐데도 포기하지 않은 선생님의 노력과 끈기, 긍정성에 박수를 보내고 싶다. 지금이야 인터넷 등 여러 소통 창구를 통해 많은 정보를 얻을 수 있지만 그렇지 않던 시절에는 장애물을 맞닥뜨릴 때마다 말도 통하지 않는 곳에서 얼마나 막막했을까? 나로서는 잘 상상이 되지 않는다. 우리나라가 아닌 미국이란 나라에서 모든 장애물을 뛰어넘고 MRI검사를 할 수 있는 ARRT 면허까지 취득한 후 방사선사로 일하고 있는 선생님은 현재 미국 방사선사가 되기를 원하는 후배들과 활발히 소통하고 있다. 나 또한 그 덕분에 선생님을 알게 되었다.

선생님의 소중한 조언을 그대로 옮겨보았다.

Q 언어 장벽 등 미국 병원에서 일할 때 겪게 되는 어려움은?

말은 잘 통하지 않지만 그래도 한국의 교육제도에서 영어를 배우며 대학 영어, TOEFL·TOEIC 등을 준비했고 말하기·듣기 부분만 어느 정도 해결된다면 언어로 인한 큰 장벽은 없을 듯합니다. 물론 말할 때의 발음 문제, 미국 의료체계에 대한 이해 부족으로 자잘한 문제가 종종 발생할 수는 있지만 이는 제가 어떻게 설명하거나 알려줄 수 있는 부분이 아니며 직접 겪어보고 견뎌내야 할 부분이라고 생각합니다. 일례로, 초창기에 제가 환자에게 숨 참기를 요청하면서 "Hold your breath"라고 말했는데, 여성 환자가 'breath'를 'breast'로 듣고 손으로 가슴을 잡은 적이 있었습니다. 특히 한국인들에게는 'th'와 'r' 발음 문제가 많이 발생하니 영어 발음과 듣기에 많은 노력을 기울여야 합니다.

Q 미국 방사선사의 발전 가능성, 미래 비전은?

미국의 교육환경은 한국과는 조금 다릅니다. 석사과정이 있고 RA(Radiologist Assistant)라는 방사선사 상위 직군이 있으며, 혹은 'Radiologic Technician' 중 제한된 방사조무사 같은 직군도 있지요.[35] 미국에는 50개의 주가 있고 의료인력에 관한 법령이나 요구사항도 주마다 다를 수 있으니 막연히 '미국 진출'을 꿈꾸기보다는 자신이 지망하는 주에 맞는 준비와 해당 주 안에서 나아갈 수 있는 길을 모색해야

35　방사선사는 영어로 'Radiologic Technologist'이며, 미국 병원에서는 이를 줄여 'Tech'라 부른다.

합니다. 될 수 있으면 방사선사 또는 해당 분야의 면허 및 자격에 안주하기보다는 학력이나 경력을 높여 몸값을 올리고 전문성을 인정받는 것이 중요한 과제입니다.

Q **지금 해외 취업을 준비하는 미래의 방사선사들에게 해주고 싶은 이야기가 있다면?**

저는 블로그나 카페, 브런치 등을 통해서 후배들에게 종종 질문을 받고 있는데, 99%가 단순히 한국이 싫어서 미국에 가고 싶다, 미국에 가려면 어떻게 해야 하나 등의 무의미한 질문이 대부분입니다. 제가 미국 진출을 할 때는 워낙 케이스도 없었고 해당 분야 선배들의 도움을 받을 수 없었던 터라 혼자 헤쳐 나가서 이 자리까지 왔습니다. 머릿속으로만, 인터넷을 검색해 찾은 허접한 내용만으로 미국 진출을 꿈꾸기에는 고민과 경험이 너무 부족한 것 같아요. 미국 진출을 진정으로 원한다면 우선 미국을 경험해보는 것이 필수라고 생각합니다. 어학연수나 유학, 그것도 아니면 여행이나 친지 방문 등으로 현지 사정을 직접 체험해본 후 결정을 내리는 것이 중요합니다.

지금까지 수백 명이 넘는 후배의 문의에 답해드렸지만 실제로 행동으로 옮겼거나 미국 진출에 성공한 사람은 애석하게도 한 명도 찾아볼 수 없었습니다. 말로만 하다가 포기한 경우가 대다수인 듯합니다. 제가 도전한 2000년대 초만 하더라도 미국에 진출한 한국 방사선사 사례가 너무 없어서 도움이 되는 자료가 부족하고 인터넷으로 정보를 찾기 어려웠습니다. 하지만 이제는 인터넷, 이메일로도 미국 측 학교에 문의하

거나 취업에 나설 수 있게 되었습니다. 진정으로 미국 등 해외로의 진

출을 원한다면 끊임없이 노력하고 길을 찾아봐야 성취할 수 있다고 생

각합니다.

초음파사

앞서 초음파진단실을 소개하면서 잠시나마 초음파사에 관해서도 언급했다. 초음파사는 의사의 입실하에 환자를 검사할 수 있다. 우리가 이 초음파사로 눈을 돌리는 이유 중 하나가 근무 형태가 다양하다는 점 때문이다. 오전에만 일을 하거나 주말에만 근무할 수도 있다. 물론 풀타임도 가능하다. 또한 초음파사는 방사선사보다 연봉이 높은 것으로 알려져서 많은 사람이 도전하지만 중간에 포기하는 경우가 많다. 그 이유는 초음파사로 자리 잡기까지 시간이 오래 걸리고 공부해야 할 양도 많기 때문이다. 또한 초음파는 이론 공부만으로는 부족해서 직접 탐촉자를 잡고 경험을 쌓아야 하는데 이것도 만만치 않게 어려운 일이다. 하지만 초음파사는 정말 매력적인 직업이다. 본인의 노력과 의지만 있다면 상복부 초음파뿐만 아니라 유방, 갑상샘 등의 검사도 가능하고 더 나아가서는 산과 부인과, 심장, 혈관 초음파까지 할 수 있는 분야가 많아진다. 물론 검사를 직접 하기까지 시간은 걸리겠지만 많은 사람들이 초음파사로 일하고 싶은 꿈을 안고 열심히 공부하고 있다.

인터뷰를 진행한 선생님은 병원에 소속된 방사선사가 아닌 초음파사로 근무하고 있다. 선생님은 대학 시절부터 초음파사가 되려는 꿈을 길러나가며 관련 공부를 꾸준히 한 결과 초음파사로 빠르게 자리 잡을 수 있었다고 한다. 대학을 졸업한 후에는 초음파검사를 배워야겠다는 생각으로 초음파 전공과목을 강의해준 분의 근무지로 찾아가 월급도 받지 않고 일했다. 물론 처음부터 초음파사로 근무한 건 아니었다. 영상의학과에서 방사선사로 근무하면서 2년 동안 주말에는 초음파 연수원에서 이론 공부를 계속하고, 평일에는 초음파진단실에서 어시스트를 했다. 그러던 중 영상의학과 의사에게서 배울 기회가 생겼다. 맨 처음 탐촉자를 잡았을 때는 의사가 믿음이라곤 전혀 없는 눈초리로 계속 같이 검사를 했지만, 얼마 지나지 않아 선생님을 믿고 검사를 맡기게 되었다고 한다. 그렇게 초음파사로서 경력을 쌓아가던 중 조금 더 큰 병원에서 경험을 쌓고 싶은 마음에 서울로 올라오게 되었다.

선생님이 서울의 큰 검진센터에서 초음파사로 근무하며 준비했던 것이 바로 미국 초음파사 자격증이었다. 복부 및 유방 초음파사 자격증을 취득하고 지금은 심초음파에 대한 자격증을 공부하고 있다고 했다. 이 자격증이 취업에 반드시 도움이 된다고는 할 수 없지만 최근 구인·구직에서 미국 초음파사 자격증을 우대하는 추세인 것은 분명하다. 아무래도 자격증이 있으면 그렇지 않은 경우보다 유리한 건 맞는 듯하다. 자격증을 따기 위해서는 영어로 된 시험 문제를 풀고 합격해야 하는데 교과서도 모두 영어로 되어 있었다. 초음파 물리 시험에 합격해야 전공 과목의 자격증이 주어지므로, 이 자격증을 가졌다는 건 열심히 공부하고 노력을 하는 사람이라는 방증이 된다. 또한 해부학과 병리학 그리고 초음파 물리에 대한 기초 지식이 있으니 실전에 투입했을 때 빠르게 업무를 습득할 수 있는 것도 큰 장점이다.

2년 전, 우리 병원 초음파진단실에서 민원이 크게 난 적이 있었다. 의사가 아닌 방사선사가 초음파검사를 한다며 환자가 항의를 한 것이다. 의사가 검사실에 입회한 상태였는데도 환자는 큰소리로 화를 냈다. 의사가 직접 "이분은 그냥 방사선사가 아니라 초음파 자격증을 가졌고, 제 밑에서 오랫동안 트레이닝을 받은 선생님입니다"라고 설명을 했음에도 불구하고 본인은 믿을 수 없다는 것이다. 결국 그분은 리마인드에 이런 내용을 적을 수밖에 없었다. '초음파검사는 의사가 진행해 주세요.'

아직도 이러한 선입견과 불신이 굉장히 많다. 선생님이 일하는 검진센터에서도 초음파검사를 받는 환자들이 "의사세요?" 혹은 "의사가 아닌데 검사해도 되는 거예요?"와 같은 질문을 많이 한다고 한다. 그럴 때는 "저는 초음파사입니다. 미국 초음파사 자격증을 가지고 일을 하고 있습니다"라고 답을 한다고 했다. 그러면 "아, 그래요" 하고 수긍하는 환자도 있지만 그렇지 않은 환자도 있다. 선생님은 그때마다 더 열심히 해야겠다는 생각이 든다고 말했다.

우리는 의사와는 다르다. 우리는 방사선사이고 초음파사이다. 초음파검사는 다른 검사와 다르게 검사자의 주관이 많이 들어간다. 검사자 스킬에 따라 영상이 다르게 보일 수 있다. 스킬이 표준화되기 어려운 검사이다. 그렇기 때문에 '초음파사에게 가장 중요한 것은 가장 객관적인 영상을 만들어내는 것'이라고 한다. 너무도 와닿는 말이었다. 초음파사뿐 아니라 방사선사에게도 해당하는 말이 아닐까 싶을 정도다. 결국 그런 주관을 배제하고 검사 스킬을 높이기 위해서는 많은 공부를 통해 해부학과 질병에 대한 지식을 갖추고, 그 지식을 바탕으로 경험을 쌓아 언제나 객관적인 영상을 만들어낼 수 있도록 노력해야 한다. 그것이 초음파사가 가야 하는 길이라고 생각한다.

마지막으로 인터뷰를 진행한 선생님의 말을 온전히 옮겨본다.

"초음파검사는 다른 검사와 다르게 검사자의 주관이 많이 들어가다 보니 많은 공부를 통해 질병에 대한 이해를 쌓아야 합니다. 우리가 의사와 다른 이유는 좀 더 객관적인 이미지를 만들어낼 수 있다는 점에 있습니다. 객관적인 이미지를 만든다는 건 과연 어떤 뜻일까요? 바로 초음파 물리를 배우고 적용하여, 모두가 보았을 때 객관적으로 인정할 만한 이미지를 만들어낸다는 것입니다. 초음파 공부를 시작할 때 기본적인 원리를 배제한 채 공부하게 된다면 매우 중요한 부분을 놓치는 것이겠지요. 그렇기에 초음파의 기본적인 물리에 대한 공부는 절대적으로 필요합니다.

마지막으로 초음파사에 대한 장점만을 보고 이 일을 시작하는 방사선사 중 절반 이상이 힘들어서, 초음파 탐촉자를 잡을 기회가 없어서 도중에 포기하는 걸 많이 보았습니다. 준비된 사람들에게 기회는 언제나 다양한 방향에서, 갑작스럽게도 자연스럽게도 찾아올 수 있다고 생각합니다. 그러니 여러분이 꿈을 향해 가는 길을 포기하지 않았으면 좋겠습니다."

임상교육전문가

방사선사는 꼭 병원에서만 일해야 하는 것일까? 당연히 그렇지 않다. 방사선사 면허증을 가지고 다른 곳에서도 일을 할 수 있다. 대표적인 곳이 장비 회사 혹은 조영제 회사이다. 장비 회사란 일반 X선 장비, CT장비, 초음파장비, MR장비 등을 판매하는 회사를 말한다. 대표적인 의료기기 업체로 Philips(필립스), GE(지이), 삼성, SIEMENS(지멘스) 등이 있다. 또한 CT나 MR 혹은 투시검사에서 사용되는 조영제를 판매하는 제약 회사도 있다.

이런 장비 회사, 제약 회사에서 방사선사는 무슨 일을 할까?

장비 임상교육전문가

큰 병원이든 작은 병원이든 의료기기를 필요로 한다. 영상검사기 뿐 아니라 채혈실, 심전도실, 안과검사실, 내시경실, 수술실 등 병원 곳곳에 의료기기가 필요하다. 병원이 의료기기를 구매하기 전부터 구매 후까지의 과정을 함께하는 이들이 장비 회사의 임상교육전문가(Clinical Application Specialist)이다. 이들의 업무는 프레젠테이션을 통해 장비를 소개하고, 병원에 데모[36] 장비를 들여와 제품을 시연하며, 미래의 사용자들에게 제품의 장점을 알려주고 구매를 유도하는 것이다. 병원에서 의료장비를 구매한 후에는 장비를 잘 사용할 수 있도록 장비 사용 교육을 진행하고, 교육 진행 후에도 사용자들과 긴밀하게 연락하며 장비에 대한 정보를 제공한다. 또한 여러 국내외 의료 학회에 참석하여 새로운 장비를 소개하거나 임상 지원을 하는 등 다양한 일을 하게 된다.

병원에서 방사선사로 일하면서도 임상교육전문가에 대해 잘 알지 못했다. 그런 내가 그들을 강렬하게(?) 인지하게 된 계기가 있었는데 바로 초음파진단실로 근무지를 옮기고 나서였다. 그때 우리 병원은 개원 20주년을 향해 달려가다 보니 구매한 지 10년이 지난 초음파장비들이 많았다. 그래서 매년 한 대씩 새로 구매해야 하는 시점이었다. 코로나19 사태 이전이어서 새로운 장비에 대한 설명회도 자주 열렸다. 장비 회사에서 설명회를 열면 임상교육을 하는 선생님들이 프레젠테이션을

---

36 'demonstration'의 약자로 '시연, 시법'을 뜻한다.

수행했다. 설명회에는 영상의학과 의사들과 초음파진단실 방사선사들이 주로 참석했다. 임상교육전문가들은 장비에 어떤 이점이 있으며 새로 나온 기능이 무엇인지를 미래의 사용자들에게 설명하고 소개했다. 더 나아가 장비 구매의 필요성을 임상적으로 설명하는 자리였다. 의료장비의 구매 여부는 사실상 의사들의 몫이지만 그 장비를 사용하고 관리하는 방사선사들도 잘 알아야 하는 내용이어서 설명에 귀를 기울였다. 프레젠테이션을 진행한 선생님은 발표와 질의응답을 능숙하고 멋지게 이끌었고 나 또한 장비의 구매 여부를 떠나 그 시간이 무척 즐겁게 느껴졌다. 설명회 이후로 임상교육전문가라는 직업에 대해 다시금 생각해보게 되었다.

이들의 일은 설명회 진행만이 아니다. 초음파장비는 미리 사용해볼 수 있도록 '데모 장비'를 병원에 들여오는데, 데모 장비를 들여와 시연을 할 때도 병원에 방문해 의사들과 함께 실제 환자를 보면서 장비에 대한 교육을 진행한다. 이 또한 구매로 이어지는 작업이라서 매우 중요하다고 할 수 있다. 임상교육전문가는 장비의 장점을 잘 어필하고 새로운 기능을 소개하는 역할을 하기에 검사의 및 방사선사들과 적극적으로 의사소통을 해야 하며, 경험에서 나오는 임상적 지식도 중요하다.

구매가 이뤄진 후에 그들의 일은 더 없는 것일까? 그렇지 않다. 구매 후에는 사용자가 장비를 잘 활용할 수 있도록 아낌없는 지원을 제공한다. 장비를 사용하다 궁금한 점이 있거나 문제가 생길 때 임상교육전문가는 사용자와 장비 사이의 인터페이스(interface) 역할을 하게 된다. 더 나아가 해외 및 국내의 각종 학회에 참석하여 프레젠테이션을 하기도 하고(해외에서는 영어로 프레젠테이션을 해야 하기에 영어 실력도 필요하다) 장비 시연 및 임상적 부분도 지원한다.

'표 4-1'은 한 의료기기 회사에서 유방촬영기기의 임상교육전문가를 모집할 때 냈던 채용공고이다. 지원자가 꼭 방사선사일 필요는 없지만 방사선사를 우대하고 있다. 방사선사로 일한 경험이 있으면 업무 환경이나 일의 흐름을 비전공자보다 잘 알 수 있기 때문이다. 또한 '영어 소통 가능자'라는 조건이 있으며 국내외 출장도 가능해야 하고 적극적인 의사소통 능력도 중요하다. 임상교육전문가라는 직업에 관심을 두고 있다면 이러한 조건뿐 아니라 이 직업이 본인의 적성과 성향에 맞는지도 확인할 필요가 있다.

WHS Clinical Application
(임상교육, 대리·과장급)

Job Description & Qualification

글로벌 의료기기 회사 ○○의 서울 본사에서 유방촬영(Mammography) 장비의 Clinical Application 업무를 담당해주실 최소 3년 경력 이상의 대리·과장급을 채용합니다. 방사선사 경험 및 관련 장비에 대한 경험이 있으시거나 Clinical Application 업무 경력자분을 우대합니다.

직종	근무지	업무내용	자격요건/우대사항
WHS Clinical Application	서울	• Mammo 장비의 국내 임상 담당 • 고객 및 파트너사 대상의 제품교육 • 병원 데모 제품 시연 • Clinical Marketing 활동 서포트 • 국내 학회 임상 지원 및 제품 개선 활동 지원	• 해당 업무 3년 이상 경력 • 방사선사 경력 우대 • 전문대 졸업 또는 동등 자격 • 영어 커뮤니케이션 가능자 • 국내외 출장 가능자

표 4-1. 한 글로벌 의료기기 회사의 임상교육전문가 채용공고

인터뷰를 진행한 선생님은 내가 초음파진단실로 온 후에 자동유방초음파를 맡아 검사하면서 만나게 되었다. 자동유방초음파는 국내에서 처음으로 우리 병원에 도입된 장비이다. 선생님은 방사선사 면허를 취득하고 바로 임상교육전문가로 취직을 했지만 처음부터 초음파장비를 담당하지는 않았다고 한다. 심장 혈관의 조영 및 시술과 부정맥 시술을 하는 장비 회사에 임상교육전문가로 첫 직장을 얻은 후에는 주로 병원의 심혈관조영실[37]로 출장을 나갔다. 심혈관조영실에도 의료장비가 필요하고 카테터나 조영제 등 여러 의료 물품을 사용하다 보니 장비 회사 혹은 카테터 회사 등에 임상교육을 담당하는 직원이 있기 마련이다. 심혈관조영실에서 같이 납복을 입은 채로 의사들에게 적절한 장비 사용법 교육을 진행하면서, 선생님은 이 직업이 본인의 적성에 잘 맞고 앞으로도 해나가고 싶으며 더욱 발전할 가능성이 많은 일이라고 생각했다. 이때의 경력을 통해 이직해서 초음파장비의 임상교육전문가가 되었다.

그렇게 글로벌 장비 회사에 이직을 하고 열심히 일하던 선생님은 제품을 론칭하는 장비 매니저(Product Manager)로서 한 장비를 론칭했고, 이 장비에 대한 모든 업무를 맡게 되었다고 한다. 그 장비가 바로 우리나라에서 처음 선보이게 된 자동유방초음파였다. 한국에 처음으로 이 장

---

37 심장 혈관은 보통 관상동맥을 뜻하는데 관상동맥은 심장을 먹여 살리는 동맥이다. 이 동맥이 막히게 되면 협심증, 심근경색 등 허혈성 질환이 발생한다. 심혈관조영실에서는 주로 카테터를 이용해 관상동맥이 막혀 있는지를 진단하고, 막혀 있으면 풍선성형술 등을 통하여 넓혀주는 일을 한다. 또한 부정맥이 있는 환자에게 전기자극과 같은 방법으로 치료를 하는 등 심장에 관한 진단 및 시술을 하는 곳이다.

비를 들여온 만큼 식약처 승인, 마케팅 업무, 영업 직원 교육 및 임상교육전문가들의 교육도 총괄적으로 진행했으며, 한국 사용자들에게 맞는 사용 가이드 정립과 사용자 교육까지 모두 담당했다고 한다. 또한 국외에서 열린 자동유방초음파의 사용자학회(user meeting)에 초청받기도 했다. 이런 경험과 벤치마킹을 통해 자신의 아이디어를 더 발전시키고 마케팅 및 사용자 교육 프로그램을 개발할 수 있었다.

선생님은 원래 수줍음이 많은 성격이었다고 한다. 그런데 장비 회사에 취직을 하고 나니 학회에서 프레젠테이션을 하는 일이 비일비재했다. 첫 프레젠테이션이 있던 전날에는 잠을 거의 못 잘 정도로 스트레스가 심했지만, 발표를 마치고 난 다음에는 본인과 이 직업의 가능성을 믿게 되었다. 선생님은 장비 회사 일은 병원 일과는 다르게 주도적으로 모든 업무를 할 수 있는 것이 장점이라고 했다. 나의 아이디어를 낼 수 있고, 내가 하고 싶은 일이 있으면 얼마든지 만들어낼 수 있다. 언제든지 예산을 신청해서 마케팅 업무나 프로그램 등을 기획할 수도 있기에 이 업무를 즐길 수만 있다면 장비 회사에서 충분히 보람되게 일할 수 있을 것이라 했다.

선생님은 이 일을 하는 데 가장 중요한 역량으로 '장비를 홍보하고 고객들의 반응을 이끌어내는 능력'을 꼽았다. 따라서 프레젠테이션 능력과 적극적인 의사소통 기술이 매우 중요하고, 이러한 것들이 즐겁게 느껴진다면 발전 가능성이 무궁무진한 직업이라고 했다.

조영제 임상교육전문가

다음으로 조영제 임상교육전문가는 무슨 일을 하는지 살펴보자. 현직 방사선사들도 이런 직업군이 있는지 잘 알지 못한다. 조영제 임상교육전문가는 이제 막 생겨나고 있는 직업군이기 때문이다. 조영제는 대표적으로 CT조영제와 MR조영제가 있다. 그래서 제약 회사에도 이 두 가지 종류의 조영제를 담당하는 임상교육전문가들이 존재한다.

앞에서도 말했지만 내가 CT진단실에서 근무했을 때 CT검사가 가장 무섭게 느껴졌던 이유 중 하나는 조영제라는 약을 사용하기 때문이었다. 그 당시에는 환자들에게서 아나필락시스 쇼크가 많이 발생했다. 지금은 조영제에 대한 반응을 환자가 가지고 있는 알레르기로 보고 있지만 그럼에도 환자 안전을 위해 조영제를 적게 쓰는 것이 중요하다. 결국 이들의 직업군이 생긴 이유는 '환자 안전을 최우선으로 하면서 영상 화질을 최상으로 만들기 위함'이라고 할 수 있다.

이들의 업무는 조영제의 안전한 사용 방법 및 보관에 대한 정보와 더불어 조영제의 최소사용량과 조영제 농도 조절(조영제와 식염수를 동시에 같이 주입하면서 조영제의 농도를 조절한다), 조영제의 적절한 주입 속도 등을 최적화한 '조영제 프로토콜'을 사용자들에게 제공하는 것이다. 이러한 조영제 프로토콜을 제공하기 위해서는 각 장비의 특성을 잘 알고 있어야 하며 해부학, 영상해부학, 생리학, 물리학, 약리학을 비롯해 영상이 구성되는 원리도 꿰고 있어야 한다. CT나 MR의 물리적인 특성, 영상의 검사변수 등에 대한 교육도 사용자들에게 진행하기 때문이다.

CT조영제 임상교육전문가로 일하는 선배와 많은 이야기를 나누었다. 나와 학교를 같이 다녔던 선배는 졸업 후 한 대학병원에 취직했다. 병원에서 근무를 잘 하고 있는 줄 알았던 선배를 몇 년 만에 다시 보게 된 곳은 우리 병원 CT진단실이었다. 선배는 병원에서 근무하며 여러 생각과 고민 끝에 외국계 조영제 회사(정확히는 조영제를 개발하고 판매하는 제약 회사)로 이직을 했다고 한다. 우리나라에서, 그리고 이 외국계 제약 회사에서 처음 뽑는 직군이다 보니 취업을 준비할 때 어떤 점을 어필해야 하는지를 선배는 많이 고민했다. 다른 물리학 박사, 약학 전공자들과의 경쟁이 있었지만 선배가 뽑힌 이유는 CT진단실에서 근무한 임상 경력 덕분이었다고 한다. CT장비의 검사변수와 임상지식을 면접관들에게 어필했고, 그 결과 우리나라에서 처음 생긴 이 직군으로 일하게 되었다(MR조영제의 임상교육전문가는 그전에도 있었는데 대부분 물리학자였고 CT조영제의 임상교육전문가는 그 당시 처음 모집했다고 한다).

선배는 조영제 회사로 이직한 후 가장 뿌듯했던 순간을 다음과 같이 이야기했다. 장비 회사의 조영제 프로토콜은 보통 다른 병원에서 사용하는 프로토콜인 경우가 많다. 또한 장비 회사는 조영제가 들어가지 않은 영상을 기준으로 영상의 질을 판단하는 반면, 조영제 회사는 조영제가 들어간 영상을 기준으로 영상의 질을 판단한다. 그렇기에 조영제 임상교육전문가는 장비 회사가 정해준 조영제 프로토콜을 그대로 사용하는 것이 아니라 병원에 맞게 프로토콜을 다시 조정하고, 각 장비에 맞게 조영제의 양을 줄이면서도 영상의 질을 최적으로 구현해내는 일을 한다. 즉 적은 양의 조영제를 사용해 최상의 영상을 만들어내는 일을 하는 것이다. 선배는 이런 일들을 진행하고 사용자로부터 긍정적인 피드백을 받았을 때 무척 뿌듯하다고 했다. 더 나아가 자신의 노력으로 병원에서 이 회사의 제품을 사용하기로 결정했을 때 큰 보람을 느낀다고 말했다. 그렇게 되기까지 선배가 얼마나 많은 노력을 했을지 상상조차 할 수 없었다.

조영제 임상교육 직군은 장비 임상교육 직군보다 더 늦게 생겨났다. 장비 회사의 경우 교육체계가 매우 잘되어 있다 보니 방사선사의 임상 경력을 우대하긴 하지만 신입이나 다른 전공자들도 충분히 일을 할 수 있다. 하지만 조영제 임상교육전문가로 일하기 위해서는 아직 체계화된 교육체계가 없어 방대한 양의 약리학, 물리학, 임상영상 지식 등을 스스로 공부해야 한다. 또한 외국계 회사에서 일하다 보니 대부분의 회의가 영어로 진행되기에 영어 공부를 놓을 수 없는 환경이라 했다. 그중에서도 가장 중요한 업무는 '고객의 반응을 이끌어내는 것'이다. 그렇기에 의사소통 기술이 무척이나 중요하며(장비 임상교육전문가 선생님과 똑같은 얘기를 해서 놀랐다) 자기 적성을 잘 파악하여 그런 일을 즐길 수 있다면 발전이 무궁무진한 직업이 될 것이라고 했다.

이제야 생겨나고 있는 직업이기에 영어 실력을 길러 해외로 나갈 방법이 많고, 더 나아가 제품 매니저 등으로 올라갈 수 있는 길도 있다고 했다. 대학병원을 멋지게(?) 때려치우고 외국계 제약 회사에서 7년 동안 열심히 일한 선배는 같은 회사 안에서의 부서 이동을 앞두고 있다. 바로 '의학부'라는 부서로 말이다. 의학부는 제약 회사에 없어서는 안될 부서로 이 부서 안에는 의사, 약사가 주로 일한다. 의학부의 업무는 환자들이 의약품을 통해 제대로 치료받을 수 있도록 의료진들에게 약에 관한 각종 데이터를 전달하고 설명하는 것이다. 또한 임상연구 등을 통해 한국인 대상의 임상데이터도 만든다. 약에 대한 마케팅과 영업을 연결하는 조직이기도 하다. 의학부에서 선배에게 같이 일해보자고 먼저 제안이 와서 현재 3차 면접을 앞두고 있다고 한다. 성실하게 노력하고 열심히 공부해서 자신의 길을 개척한 선배가 존경스러웠다.

+ + +

장비를 다루든 조영제를 다루든 임상교육전문가는 많은 공부와 노력이 필요한 직업이다. 어떻게 보면 임상에 있는 방사선사들보다 더 많이 공부해야 하지 않을까 싶다. 그래야 병원에서 교육을 진행하고 사용자와 장비 혹은 사용자와 조영제 간의 '인터페이스 역할'을 할 수 있으니 말이다. 거기에 두 선생님이 모두 중요하게 생각했던 의사소통 능력, 고객의 반응을 이끌어낼 수 있는 스킬 향상도 필요하다.

자신의 적성을 잘 파악하고 임상교육전문가라는 직업의 장단점을 살펴볼 필요가 있다. 병원에서 일하는 것보다 자율성이 높고 나의 아이디어를 실현할 수 있다는 장점이 있으므로 이런 업무 환경을 선호하는 사람들에게는 충분히 매력적인 직업이 될 것이다.

의료 분야
외의 진로

지금까지 다룬 병원 내 방사선사, 해외 방사선사, 초음파사, 임상교육전문가 말고도 염두에 둘 수 있는 길은 많다. 무슨 일을 더 할 수 있을까? 요즘 대세인 챗GPT(ChatGPT)에 방사선사의 진로를 물어보았다. 다음은 '방사선사 면허를 취득 후 취업할 수 있는 분야는?'이라는 질문에 대한 챗GPT의 답변이다.

방사선사 면허를 취득한 후에는 다양한 분야에 취업할 수 있습니다. 몇 가지 주요 분야는 다음과 같습니다.

① **의료 영역**: 병원이나 의료 기관에서 방사선사로 일할 수 있습니다. X선, CT 스캔, MRI 등의 의료 이미징 기술을 사용하거나 방사선치료를 수행할 수 있습니다.

② **핵의학 및 핵의학 영상:** 핵의학 검사를 수행하고 핵의학 영상을 해석하는 분야에서 활동할 수 있습니다. 핵의학은 질병의 진단 및 치료에 방사선을 활용하는 분야입니다.

③ **방사선 안전 및 환경:** 산업 분야에서는 핵발전소, 원자력 시설, 미생물 랩, 방사선 처리 시설 등에서 방사선 안전 및 환경 관리 업무를 수행할 수 있습니다.

④ **산림 및 농업 분야:** 토양 조사, 물질 분석, 환경 모니터링 등을 통해 농업 및 산림 분야에서 활동할 수 있습니다.

⑤ **산업 안전 및 품질 통제:** 제조업이나 건설 분야에서 방사선 관련 안전 및 품질 통제 업무에 참여할 수 있습니다.

⑥ **환경 보호 및 방사능 관리:** 방사능을 사용하는 곳에서 환경 보호 및 방사능 관리를 담당하는 업무에 참여할 수 있습니다.

⑦ **학문적 연구 및 교육:** 대학이나 연구소에서 방사선 관련 연구나 교육에 참여할 수 있습니다.

방사선사의 직무는 안전과 보안을 필요로 하므로, 해당 분야의 규정 및 자격 요건을 충족시키는 것이 중요합니다. 또한, 지역 또는 국가에 따라 적용되는 법규와 규정을 확인하는 것이 필요합니다.

방사선사의 진로는 크게 '의료 분야'와 '산업 분야', '교육 분야'로 구분된다. 의료 분야 진로는 병원에서 일하는 것을 의미하는데 지금까지 앞에서 다루었으므로 이곳에서는 자세한 설명을 생략하겠다. 산업 분야의 진로는 방사선안전관리를 통해 방사선을 사용하는 곳에서 방사선

안전 및 환경 관리 업무를 수행하는 것과 더불어 제품의 품질 등을 파악하기 위해 비파괴검사를 수행하는 것이 있다. 또한 원자력 기관에 취업할 수도 있으며 환경방사선 등을 모니터링하고 각 기관의 안전관리를 담당하는 일도 할 수 있다. 교육 분야에서는 대학의 교수가 되어 후배를 양성할 수 있다. 그 밖에 연구소에 취직하여 연구원으로 일하거나 공무원으로도 일할 수 있다.

산업 분야 진로

산업 분야 진로에는 대표적으로 '방사선안전관리자'와 방사선비파괴검사를 수행하는 '방사선비파괴검사산업기사'가 있다.

방사선안전관리자를 채용하는 업체에서 우대하는 조건은 방사성 동위원소 취급자 일반면허이다. 방사성 동위원소 취급자 일반면허는 핵의학과 편에서도 다루었듯이 방사선 피폭과 같은 방사선 재해의 방지와 공공의 안전 및 환경 보전 등 원자력 시설 운영의 안전성 확보를 위해 방사성 동위원소 이용자 및 관련 종사자에 대한 자격 면허를 말한다. 이 면허는 방사선사가 아니어도 취득할 수 있지만 일반인이 시험에 응시할 수 있는 자격은 까다로운 반면, 방사선에 대해 배우고 있는 전공자나 방사선작업종사자는 시험에 응시할 자격이 주어진다.

방사선안전관리자는 방사선 이용에 따른 안전관리 업무를 총괄하여 수행한다. 방사선이용기관이 기준을 준수하는지 점검하고, 방사선작업종사자 또는 방사선관리구역에 출입하는 사람에 대한 건강검진, 피폭 관리 등 방사선장해조치를 관리하는 역할을 한다. 방사선을 사용하는 시설이나 기관은 원자력안전법 및 방사선관리법 등의 법률과 규정을 준수해야 하는데, 이러한 법률과 규정은 방사선 안전을 보장하고 안전한 운영을 유도하는 것을 목적으로 한다. 방사선을 사용하는 시설이나 기관이 적절한 안전조치를 취하고, 안전한 운영을 위해 필요한 조직과 인력을 확보하도록 규정하고 있다. 법률적으로는 방사선안전관리자 채용을 명시하고 있지 않지만 업체는 방사선 안전을 담당할 책임자를 지정하거나, 방사선 안전에 필요한 전문적인 지식을 보유한 인력을 확보해야만 규제에 부합하게 된다.

방사선비파괴검사는 방사선을 이용하여 파괴하지 않고 검사하는 것을 말한다. 의료방사선도 마찬가지로 파괴하지 않고 검사하는 것이나 방사선비파괴검사라는 말은 산업 분야에서 사용된다. 자격증으로는 방사선비파괴검사산업기사 자격증이 있다. 물론 일반인도 응시할 수 있는 자격증이다. 또한 비파괴검사학과가 있는 대학들이 있고 해당 자격증의 취득을 위한 사설 학원도 있기에 방사선사가 큰 비중으로 취업하는 분야는 아니다.

교육 분야 및 그 외의 진로

교육 분야 진로에는 대학 교수가 있다. 학교 선배 중에 같은 병원에서 일한 분이 있었다. 평소에도 누구를 가르치고 이끌어주는 걸 좋아했던 선배였다. 병원에서 계약직으로 일하던 내가 정규직이 되어 자리를 잡을 수 있었던 것도 선배 덕분이 컸다. 선배는 매우 혹독하게 나를 트레이닝시키고 심지어 영어 공부까지 하게끔 했다. 포기하고 싶었던 순간도 많았지만 덕분에 마음을 다잡고 사회생활도, 영어 공부도 열심히 할 수 있었다. 선배는 이후에 석사와 박사 학위를 취득하고 모 대학의 방사선학과 교수가 되었다. 여전히 열정적으로 학생들을 지도 편달하고 있다.

교육 분야 외에도 방사선사들이 선택할 수 있는 여러 진로가 있는데 그중 하나가 연구원으로 일하는 것이다. 원자력 관련 공기업·공공기관에서 '방사선사 면허 소지자', '경력 3년 이상의 지원 자격 조건'과 더불어 '방사성 동위원소 취급자 일반면허 취득자'를 우대 조건으로 연구원을 채용한 적이 있다.

의료기술직 공무원으로도 일할 수 있다. 의료기술직 공무원은 물리치료, 보건의료정보관리, 작업치료, 임상병리, 방사선, 치위생사 직무를 수행하는 특수직급 공무원으로 해당 면허 소지자만 시험에 응시할 수 있다. 공중보건학, 생물학, 영어, 의료관계법규 등의 필기시험이 있어서 의료기술직 시험을 준비할 수 있는 온라인 수업도 많다. 의료기술직 공무원은 지자체별로 채용인원이 다른데 많은 인원을 채용하지는 않는다(2023년도에는 전국 채용인원이 53명에 불과했다). 공무원 시험에 합격한 후에는 보건복지부 산하 기관, 지역 보건소, 시·도·구청 병원 및 위생과, 의료원 등에서 근무하게 된다. 지자체에서 의료기술직 공무원을 뽑

	소계	78명	–

심사직	간호사 등	5급 (일반)	78명	• 면허 취득 후 관련 업무 1년 이상 경력자
				– 관련 면허: 간호사, 의료기사, 보건의료정보관리사
				– 관련 업무: 종합병원급 이상 의료 기관의 임상이나 심사경력 또는 진료비 심사기관의 심사경력
				  ＊〈의료기사 등에 관한 법률〉 제2조에 따라 의료기사는 '임상병리사, 방사선사, 물리치료사, 작업치료사, 치과기공사, 치과위생사'로 구분
				  ＊치과기공사·치과위생사의 경우 치과대학 부속 치과병원 근무경력을 포함하여 인정
				  ＊진료비 심사기관 인정 범위: 건강보험심사평가원, 국민연금공단 장애심사센터, 근로복지공단 산재의학센터

표 4-2. 심평원의 심사직 공고(2022년)

기도 하지만 질병관리청의 산하 의료원 등에서도 방사선사를 채용하니 공무원의 길을 선택했다면 자세히 알아볼 필요가 있다.

　마지막으로 심평원[38]에서 방사선사를 채용하기도 한다. 보통 심사직으로 채용이 되는데 심평원에서는 검사 및 진료, 수술에 관한 비급여·급여 관련 보험에 관한 업무를 심사하는 일을 하며, 이를 통해 각 의료기관에 문제를 제기하기도 하고 문제가 있을 경우 보험료를 삭감하기도 한다.

+ + +

　방사선을 전공으로 삼은 학생들, 방사선학과를 졸업한 취업 준비생들, 방사선사 면허증을 가진 이들이 진로를 너무 좁게만 생각하지 않기

38　대한민국의 건강보험심사평가원으로, 의료서비스의 품질과 효과를 심사하여 건강보험 급여 혜택의 적정성을 평가하는 기관이다.

를 바라는 마음으로 다양한 분야로의 취업에 대해 소개했다. 병원에 취직하는 비중에 대다수이기는 하지만 세상은 넓고 나의 적성 또한 병원 안에 있지 않을 수 있다. 여기서 소개한 직업 외에도 더 많은 길이 있을 것이다. 우리가 좋아하는 일로 밥벌이를 하며 살기란 쉽지 않다. 그럼에도 방사선학과를 전공하고 방사선사 면허증을 취득했다면 내 적성과 특기를 살려가며 일할 수 있는 길을 선택할 수 있다.

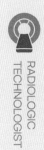

RADIOLOGIC
TECHNOLOGIST

(제5장)

미래를
만나다

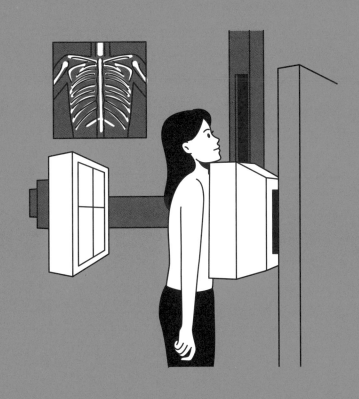

방사선사의 미래

    전국의 전문대학, 대학교의 방사선학과는 2021년 기준으로 43개이다(3년제 23개, 4년제 20개).[39] 재학생은 7,000명 정도이며 각 대학 입학정원의 합은 3,000명 정도이다.

    그러면 매년 방사선사들은 얼마나 이 사회로 나오고 있는 것일까? 방사선사가 되기 위해서는 방사선사 면허가 필요하다고 했다. 국가고시원에서 제공하는 자료를 살펴보도록 하자. '표 5-1'은 최근 5년간 방사선사 면허에 합격한 추이에 관한 자료이다.

---

[39] 제1장 36쪽 '부록'을 참고하자.

회차	응시자 수(명)	합격자 수(명)	합격률(%)
2021년(제49회)	2,921	2,333	79.9
2020년(제48회)	2,736	1,897	69.3
2019년(제47회)	2,622	2,022	77.1
2018년(제46회)	2,548	2,031	79.7
2017년(제45회)	2,504	1,962	78.4

표 5-1. 5년간 방사선사 국가고시 합격률 추이
(출처: 국가고시원)

방사선사 국가고시 응시자 수는 계속 늘고 있으며 매년 2,000명 정도의 방사선사가 사회로 나오고 있다. 전체 방사선사 수는 얼마나 될까? 보건복지부에서는 해마다 '보건의료인력 실태조사'를 진행하는데 2021년 7월에 발표한 자료에 따르면 방사선사 수는 2020년 기준 45,271명으로 10년 전 대비 18,166명 증가했다. 활동하는 인원은 35,919명으로 10년 전보다 14,730명 늘어났고, 요양기관[40]에서 근무하는 인원은 27,924명으로 10년 전보다 10,981명 늘어나 연평균 5% 정도의 증가율을 보이고 있음을 확인할 수 있다. 방사선사뿐 아니라 보건 계열의 직종에 몸담은 인원 역시 계속 증가하고 있다. 요양기관이 늘어나고 있으며 건강검진이라는 개념이 국민 사이에서 자리를 잡았기 때문이다. 건강검진센터도 계속 늘어나고 있다. 이렇게 10년 동안 방사선

---

40 요양기관이란 상급종합병원, 종합병원, 병원, 요양병원, 의원, 보건소, 보건지소, 보건진료소, 보건의료원, 조산원, 치과병원, 한방병원, 약국, 모자보건센터를 뜻한다.

사 인원은 증가하고 있는데 앞으로 10년 뒤에는 어떨까? 더 먼 미래에는? 방사선사라는 직종이 계속 존재할 수 있을까?

2017년에 개봉한 영화 〈패신저스(Passengers)〉에는 120년 후의 개척 행성에 도착하기 위해 떠나는 우주선 아발론이 등장한다. 아발론 호에는 승객과 승무원이 동면 상태로 탑승하고 있는데, 이 우주선이 운석과 부딪히는 바람에 동면이 앞으로 90년이나 남았음에도 불구하고 주인공이 깨어나면서 이야기가 시작된다. 그런데 이 영화에는 '오토닥(Autodoc)'이라는 아주 흥미로운 의료장비가 나온다. 환자를 장비 안에 두면 몸 어디가 문제이고 어떤 병이 있는지를 자동으로 알 수 있다. 또한 수술과 소생까지도 가능한 신적(?)인 장비이다. 영화를 본 지 시간이 꽤 흘렀는데도 종종 그 장비가 머릿속에 떠오른다. 저런 장비가 개발되면 의료 기관에서 일하는 보건의료인은 이제 필요치 않겠다는 생각 때문이다. 아주 머나먼 미래에는 오토닥과 같은 의료장비가 등장해서 방사선사뿐 아니라 의사를 포함한 병원 자체가 없어지진 않을까 하는 상상도 해본다. 하지만 그건 정말 먼 미래 이야기일 것이다. 그리고 현재 우리는 의료 기관에 없어서는 안 될 존재이다.

최첨단 자동화 의료기술이 매우 빠르게 발전하고 있는 것은 사실이다. 앞서 잠시 언급했던 자동유방초음파를 다시 떠올려보자. 이 장비는 손으로 탐촉자를 쥐고 검사하던 기존 방식에서 벗어나, 탐촉자가 환자의 몸 위아래로 자동으로 왔다 갔다 하며 동영상처럼 환자의 가슴을 검사한다. 이제는 검사의의 손을 빌리지 않아도 영상을 촬영할 수 있게 되었다는 뜻이다. 그렇게 촬영된 동영상을 의사가 판독실에서 본다. 검사가 자동으로 이루어지면서 점차 사람의 손이 필요하지 않게 되고 있지만 아직도 방사선사의 손은 필요하다. 하지만 원래는 의사가 하던 검사를 이제는 기계와 방사선사가 하게 되었다.

운이 좋게도 병원에서 근무하는 동안 의료기기 개발을 위한 사용자 적합성 시험 등에 참여할 기회가 종종 있었는데, 설명을 듣다 보면 사람 손이 덜 가고 환자에게 더 좋은 방향으로 장비 개발이 진행되고 있음을 알 수 있었다. 이렇게 계속 발전하다 보면 언젠가는 방사선사라는 직업이 사라질 수도 있겠다 싶을 정도였다. 하지만 아직은 분명히 사람의 손이 필요하다. 왜일까? 자동유방초음파로 검사하더라도 **방사선사들은 환자 개인의 특성을 먼저 파악**한다. 어떤 사람은 유방이 크고 어떤 사람은 작다. 실질이 너무 많아 단단한 유방이 있고 지방만 있는 유방도 있다. 이런 개개인의 특성을 정확하게 파악하여 검사하고 판독을 용이하게 하는 역할은 기계가 완전히 대체하기 어렵다.

유방촬영장비와 일반 X선 장비, CT장비에는 자동노출제어(Automatic exposure control, AEC) 기능이 있다. 이는 환자가 받는 방사선량을 줄이기 위한 기능으로 X선을 선원으로 사용하는 장비에는 이러한 AEC 모드가 있다. 장비마다 그 기전은 다르지만 결국 환자의 피폭선량은 줄이면서 영상의 화질은 지키는 것이 목적이다. 그런데 유방검사 시 유방촬영장비의 AEC 모드를 사용하면 안 되는 경우가 있다. 바로 환자가 미용이나 성형 목적으로 유방에 파라핀 같은 물질을 주입했을 때다. 보형물을 넣는 수술을 받은 것이 아니라 비합법적으로 유방 실질에 실리콘이나 파라핀 같은 것을 주입한 경우, AEC 모드는 환자 가슴에 선량을 많

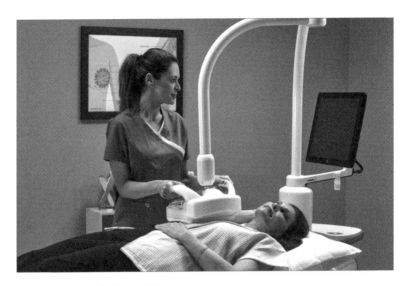

그림 5-1. GE의 자동유방초음파기, ABUS
(출처: GE HealthCare 홈페이지)

이 주어야 한다고 파악하게 되어 환자가 받는 선량이 매우 높아진다. 하지만 방사선사가 미리 이 사실을 알고 AEC 모드를 사용하지 않은 채로 적절한 조건을 선택하여 검사를 한다면 환자의 불필요한 피폭을 줄일 수 있다. 환자는 고유의 특성을 가진 개인이다. 따라서 개개인에 맞춰 알맞은 검사를 해야 하는데 그런 검사는 방사선사의 손에서 이뤄진다. 환자의 특성에 맞게 장비를 다루는 것은 우리의 몫이다.

　의료계의 발전으로 평균 기대 수명이 늘어나고 건강에 대한 관심이 증대되면서 건강의 예방적 측면이 크게 대두되고 있다. 즉, 아프기 전에 미리 검사하는 건강검진의 중요성을 사람들이 예전보다 더 인지하게 되었다. 특히 암 검진에서는 초음파검사 및 유방암 검사에 대한 인력 수요가 증가하고 있고, 산부인과나 유방 전문기관에서는 여성 방사선사의 수요가 커지고 있다. 우스갯소리로 방사선사를 '금사선사'로 부를 정도라고 한다. 유방촬영 및 초음파검사를 할 수 있는 방사선사를 구하기가 그만큼 어렵다는 이야기이다.

2016년 한국고용정보원에서 발표한 〈중장기 인력수급 수정전망 2015-2025〉에 따르면, 방사선사 수는 연평균 2.3%씩 증가하여 2025년에는 약 32,000명에 이를 것으로 전망된다. 아직은 방사선사가 필요하다. 이는 방사선사뿐 아니라 병원에 있는 모든 직종에 해당한다. 내가 너무 낙관적으로 보고 있는 건 아닐까? 하지만 아무리 생각해도 최첨단 의료기기가 개발되고 발전할수록 계속해서 새로운 걸 공부하며 성장하는 사람들이 필요할 것 같다. 그래야 최첨단 장비를 이용해 환자 개개인의 특성을 파악해서 세심하고 정확한 검사를 할 수 있고, 환자의 치료에 더 나은 도움을 줄 수 있지 않을까?

앞에서 이야기했던 AEC를 다시 살펴보자. CT장비의 AEC 모드는 장비 회사마다 다르지만 보통 스카우트뷰(scout view)라고 부르는, 검사계획을 위한 사전영상을 촬영하게 된다. 이 영상을 통해 환자의 관심 부위를 정확하게 검사할 수 있고 선량을 조절할 수 있다. 간단하게 설명하자면 장비는 스카우트뷰를 통해 어깨와 같이 뼈가 두꺼운 부위에는 선량을 더 많이 주고 목처럼 가는 부위에는 선량을 적게 줘야겠다고 판단하게 된다. 한데 방사선사가 이 사실을 모르고 스카우트뷰를 촬영했다가 보고자 하는 부위를 촬영하지 않으면 어떻게 될까? 스카우트뷰 밖의 영역은 선량 조절이 되지 않는다. 또 너무 과체중의 환자에게 AEC

모드를 사용하는 경우, 유방에 파라핀을 주입한 환자에게 그렇듯이 영상의 질을 높이기 위해 엄청난 방사선량이 환자 몸에 조사가 될 것이다. 이런 것들을 파악하고 조절하는 일은 방사선사밖에 할 수 없다.

의료장비는 점점 더 발전할 것이고 그에 맞춰 방사선사들도 성장해 나가야 한다. 미래는 그렇게 우리 스스로 만들어가는 것이 아닐까? 앞으로 방사선사의 수요가 늘어난다고 전망하고는 있지만 그 미래를 더욱 확실하고 굳건하게 만드는 것은 한자리에서 멈춰 있지 않고 매일 조금씩 더 나아지려는 방사선사들의 노력이며, 그것이 바로 우리의 미래를 열어갈 것이라고 확신한다.

방사선사로서 잊지 않을 단 한 가지, 선량

방사선사는 방사선을 다루는 직업이다. 방사선과 관련된 일을 하면 어디서든 '방사선량'이라는 말을 접하게 된다. 환자에게 직접 방사선을 조사하거나 방사성 물질을 주입하여 영상을 만들고, 혹은 고선량의 방사선을 조사하여 치료하는 일을 하는 우리는 환자 몸에 들어가는 방사선량을 생각하지 않을 수 없다.

이런 질문을 할 수도 있다. "방사선사는 의사의 지도 아래 검사하고 치료를 하는 직업인데 선량에 관한 일들도 의사의 지도에 따라 결정되는 것 아닌가요?" 이 말도 옳다. 모든 검사의 조건 및 방법은 영상의학과 판독실에서 정해진다. 하지만 검사실에서 환자와 만나는 사람은 방사선사다. 정해진 조건, 정해진 검사 순서지만 검사실에서 환자 개개인의 특징을 확인해 검사 조건을 섬세하게 조절하고, 조사야를 줄여주고,

특히 아이들의 경우 생식선 차폐에 신경 쓰는 등 환자 및 검사 특징에 따라 방사선사가 세세하게 조절해야 할 것이 많다.

한번은 친정에 아이와 함께 방문했는데 큰아이가 배가 아프다며 갑자기 떼굴떼굴 구르는 것이 아닌가. 웬만하면 병원 응급실에 가지 않으려 했지만 아이가 울고불고하는데 어쩔 수 없었다. 친정집 앞 병원에 갔다. 우선 단순 배 사진(simple abdomen X-ray)을 촬영해보자고 하여 아이를 데리고 검사실에 들어갔다. 방사선사의 아들답게(?) 네 살밖에 안 된 아이가 씩씩하게 검사를 받아 기특했지만 같은 방사선사로서 말은 안 해도 촬영 내내 불만이었다.

우선 X선이 나오는 선원과 환자와의 거리가 잘못되었다. 검사마다 선원과의 거리가 정해져 있다. 예를 들면 흉부촬영은 180cm, 나머지 검사들은 보통 72cm로 정해놓고 검사를 진행하는데, 이 병원에서는 단순 배 사진을 180cm에다 놓고 검사하는 것이 아닌가. 그렇게 되면 거리가 멀어져서 환자에게 선량이 나오는 조건을 크게 해야 같은 농도의 사진을 얻을 수 있게 된다. 물론 검사 거리가 어떻든 사진은 촬영되고 영상은 나온다. 하지만 환자에게 가는 피해가 있다. 거리 역자승의 법칙, 즉 거리가 멀어짐에 따라 선량을 더 줘야 한다거나 영상의 화질이 좋지 않다거나 조사야가 확대되며 환자에게 산란 선량이 많아지는 문제가 발생하게 된다.

다음으로 소아를 촬영할 때 굉장히 중요하게 생각하는 것 중 하나가 조사야의 조절이다. 조사야는 조사가 되는 영역을 뜻한다. 조사야의 설정은 방사선사가 할 수 있는 부분에 해당한다. X선은 방사형으로 조사가 되는데 거리가 멀어질수록 점점 넓은 범위로 조사된다. 그래서 X선을 모아주고 방사선이 조사될 필요가 없는 부위를 막아주는 장치를 조리개, 즉 콜리메이터(collimator)라고 하며 조리개를 조정하여 조사야를 줄여주는 행위를 콜리메이션(collimation)이라 한다. 내가 소아를 촬영할 때 굉장히 중요하게 생각해 마지않는 것이 바로 조사야이다. 그 조사야가 아이의 머리부터 무릎까지를 포함하고 있었다. 보고자 하는 부위인 배만 촬영하면 되는데 말이다. 물론 검사 영상은 검사장비에서 혹은 의료영상저장정보시스템(Picture archiving and communication systems, PACS)에서 수정하여 보고자 하는 부위만 조정해 영상을 보낼 수 있다.

마지막으로 임신 가능성이 있는지 물어보긴 했지만 검사실에 보호자인 나를 그냥 내버려두었다. 나는 검사를 받는 환자가 아닌 보호자이다. 보호자에게 불필요한 방사선이 조사되었다. 납복을 주었어야 한다고 생각한다. 아이가 울고불고해서 보호자가 잡아줘야 하는 경우에도 보호자에게 납복을 입히는 것이 맞다.

그 병원의 방사선사를 비난하려는 것이 아니다. 미처 배우지 못했거나 생각하지 못했을 수도 있다(정해진 검사 방법도 지키지 않은 점은 의문이긴 하다). 어쨌든 정해져 있는 조건과 정해져 있는 검사 방법이 있다고 한다면, 내가 얘기한 것들은 검사실 안에서 방사선사가 세세하게 조정할 수 있다는 부분이라고 생각한다.

방사선사의 사전적 의미는 '의사의 지도 아래 방사선과 관련된 진료나 검사를 하는 의료기사'이다. 여기서 중요한 포인트는 '방사선과 관련된'에 있다. 우리는 방사선과 관련된 일을 하고 있기에 가장 중요하게 생각해야 하는 것은 방사선의 위험도를 인지하는 것이다. 사전적 의미로 살펴보았을 때 우리 아이를 검사해주었던 방사선사가 할 수 있는 일은 무엇이었을까? 의사의 처방대로 단순 복부 X선 촬영을 진행하고, 조사야를 보고자 하는 부위로 조절하고, 생식선 차폐기구를 이용하여 차폐를 해주고, 성인이 아닌 소아에 맞는 적절한 조사 조건을 설정해주면 된다(조건을 얼마나 줬는지는 알 수 없다). **이러한 일들은 의사가 할 수 없는 부분이며 오롯이 방사선사가 해야 하는 일**이라고 생각한다.

내가 대학 시절에 배운 것 중에서 다른 건 다 잊어도 딱 하나, 어떻게 해서든 잊지 않으려는 것이 있다. 방사선 계측학을 가르쳐준 교수님이 해주신 말씀이었다.

"방사선사는 선량에 대해 잊지 말아야 한다. 최소의 선량으로 최적의 영상을 만드는 것, 그것은 방사선사밖에 할 수 없는 일이다."

평생 그 말을 품고 방사선사로 일해왔다. 이것이 내가 15년 넘게 방사선사로 살아오면서 가장 중요하게 생각하는 방사선사의 중심, 심지, 코어근육이다. "너무 옵세하게[41] 구는 거 아니야?", "꼰대 아니야?"라고 할지도 모르겠다. 그럼에도 미래의 방사선사들에게 이 이야기만은 꼭 하고 싶었다. 방사선사는 언제나 선량에 대해 잊지 말아야 한다는 것을.

---

[41] '옵세하다'는 '엄청나게 집착하는, 강박적인'이라는 뜻의 영단어 'obsessive'에서 온 말로 병원에서는 종종 쓰이곤 한다. "병원에서 일하는 사람들은 어느 정도 옵세하다"라는 말이 〈슬기로운 의사생활 시즌 2〉에도 나온 적 있다. 매우 동의하기에 이 말을 사용했다.

결국은 사람과 사람이
만나는 일

이 일은 결국 사람과 사람이 만나는 일이다. 병원에서 일하는 모든 직종이 그렇다. 환자를 만날 수도 있고, 다른 직종의 사람을 만날 수도 있고, 같은 직종의 사람을 만날 수도 있다. 오래 병원 생활을 하면서 느낀 건 사람은 누군가와 만나면서 살아갈 수밖에 없는 존재라는 점이었다. 어떤 일이든 안 그러겠냐만 방사선사는 정말 많은 사람을 만나게 되는 직업임이 틀림없다. 그들에 의해 마음에 상처를 입을 수도 있다. 그렇다고 해서 그들을 피할 수는 없으며 매일 부딪혀야 한다. 일을 하다 보면 다양한 경험을 하게 된다. 환자에게 민원이 올 수도 있고 칭찬카드가 올 수도 있다. 정말 이상한 환자들에게는 속절없이 당하기도 한다. 또한 같은 직종의 사람과도 부딪히는 경우가 허다하고 다른 직종 간에는 서로의 업무를 이해하지 못해 오해가 쌓이고 트러블이 발생하기도 한다. 모든 사회생활이 그렇지만 병원이라는 특수한 집단 안에서 우리는 사람과 사람이 만나는, 그러나 더 없이 극적인 순간에서 일하게 된다.

〈슬기로운 의사생활〉을 보면서 나는 조정석 배우(이익준 역)가 한 말에 너무도 큰 충격을 받았다(조정석 배우 이야기를 자꾸 하는 건 그가 뮤지컬 배우였을 때부터 좋아했음을 밝히려는 그런 의도는 아니다). 까칠한 보호자에 대해 인턴 윤복이 불만을 터뜨리자, 그는 이렇게 충고한다.

"윤복아, 여기는 3차병원이야. 환자가 여기까지 왔다는 건 더는 없다는 뜻이야. 우리한테는 매일 있는 일이지만 환자들한테는 인생에서 가장 큰 일이고 가장 극적인 순간이야."

물론 의료기사인 우리는 의사처럼 환자들의 극적인 순간을 매번 맞이하는 건 아니다. 하지만 그들이 얼마나 불안한 마음으로 검사를 받고 있을지, 우리는 알 수 있다. 우리한테는 매일 있는 일, 즉 우리에게는 일상적인 일이 환자들에게는 비일상적인 일이 되는 것이다. 이러한 비일상과 일상의 간극을 줄이기가 참 쉽지 않다.

환자하고의 만남뿐 아니라 병원 내 같은 직종 혹은 다른 직종하고의 부딪힘도 마찬가지이다. 우리 모두가 환자를 위해 일하는 것은 같은데 서로 다른 입장 때문에 오해와 불신이 쌓이게 된다. 환자에게 더 좋은 방향을 제공한다는 목적만 잊지 않으면 되는데 사실 그게 어렵다.

몇 해 전에 나는 질 향상을 위한 활동을 한 적이 있다. 병동 환자의 영상의학과 검사를 수월하게 하는 것을 목표로 이뤄진 간호본부와 영상의학과의 합동 과제였다. 나는 영상의학과 검사 중 초음파검사를 설

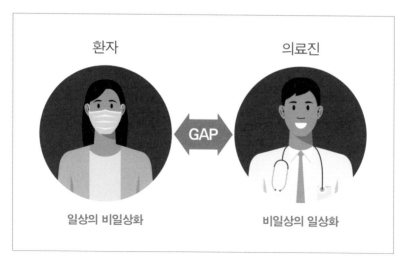

그림 5-2. '일상의 비일상화'와 '비일상의 일상화'에서 오는 간극

명하기 위해 참석했고, CT진단실 및 MR진단실에서도 한 명씩 과제에
참석했다.

　과제는 6개월간 진행되었다. 이 과제의 목적은 병동 환자가 무작정
대기하는 것이 아닌 자신의 정확한 검사 시간을 알 수 있게 하고, 그 시
간에 예약된 것처럼 검사받을 수 있게 하는 것이었다. 과제의 필요성을
느낀 이유는 병동 환자들이 그날 검사가 예정되어 있어도 언제 받을지
몰라 종종 불만을 터트렸기 때문이다. 병동 환자들의 불만은 간호사들
에게 이어졌고, 간호사들은 영상의학과에 그 불만을 전달했다. 영상의
학과는 나름대로 외래 환자를 보는 동시에 응급 환자를 보느라 정확한
시간을 예측하기 어렵다는 것이 주요 포인트였다. 따라서 우리의 목적
은 병동 환자가 본인의 검사 시간을 정확히 아는 것 그리고 그 시간에

맞춰 검사 전 준비 사항을 완료하는 것이었다.

우리는 먼저 경영혁신팀의 퍼실레이터(Facilitator)[42]에 의해 각자 서로의 문제점을 파악하고 해결책을 찾아보고자 했다. 과제를 진행하며 느낀 건 과정이 재미는 있었지만 실제로 서로의 간극을 줄이기가 너무도 어려웠다는 점이다. 문제점을 도출하는 순간에도 그랬다. 처방이 잘못된 경우 보통 간호사들에게 처방 변경을 요청했다. 하지만 간호사들은 처방에 관한 건 주치의에게 직접 연락했으면 좋겠다고 해서 의견 차이가 있었다.

또한 초음파진단실의 병동 환자 검사는 의사가 하는 검사이다 보니 의사가 타과 의뢰에 회신을 달아야만 진행할 수 있었다. 그러니 우리가 어떻게 정확한 시간을 알려줄 수 있냐며 나는 나대로 주장했고, 간호사는 검사실에서 환자를 부르는 시간을 알려주지 않으면 환자의 금식(복부 초음파에는 6시간의 금식이, 각종 초음파 유도하의 조직검사에는 4시간 정도의 금식이 필요하다)을 어떻게 조절하느냐며 입장 차이를 줄이지 못했다.

그 와중에 서로 의사소통할 수 있는 전산적인 무언가가 필요했는데 의료정보팀은 전산적인 개발에 대해 난색을 표했다. 환자를 위해 모인 사람들이 본인들의 이야기만 하고 있었다.

그럼에도 6개월이란 기간이 지나서 나온 결과물은 꽤 괜찮았다. 전산적인 개발까지는 아니더라도 우리가 사용하고 있는 의료정보시스템

---

42 과제분석 및 워크숍을 이끌면서 문제점을 정확히 추출하고 참가자들 스스로 해결책을 찾아 실행할
수 있도록 도와주는 역할을 하는 사람을 말한다.

에 몇 가지를 더 추가할 수 있었다. CT검사나 MR검사는 병동만을 위한 예약 자리를 만들어주고 예약 시간에 꼭 검사해주기로 했다. 그 시간에 맞춰 검사할 수 있도록 병동 간호사는 검사 준비를 시간 안에 맞춰주기로 했다. 초음파검사는 대략적인 시간이라도 알려주기로 했고, 전산으로 입력할 수 있는 시스템을 의료정보팀에서 개발해주어 간호사가 확인할 수 있게 했다. 결국 병동 환자들은 영상의학과에서 받는 본인의 검사 시간을 정확하게 알 수 있게 되었으며 초음파검사도 대략적인 시간을 예측할 수 있게 됐다.

본인의 주장을 펼치기만 하던 처음을 지나 문제점을 도출하고 그 문제점들을 통해 해결책을 찾으며 서로의 이야기를 들어보려고 노력했다. 그 과정에서 환자가 겪는 불편함과 업무의 로딩 문제를 해결하기 위해 모두가 조금씩 양보하고 배려하자 문제가 해결되기 시작했다. 과제를 진행하면서 쌓인 경험으로 '결국 이 모든 건 사람과 사람이 만나서 하는 일'이라는 나의 생각은 더욱더 확고해졌다.

환자한테서 상처를 입을 수도 있고 같이 일하는 사람들에게 화가 날 수도 있다. 하지만 우리의 일이 사람과 사람이 만나는 일임을 잊지 않았으면 좋겠다. 환자의 지금은 비일상인 극적인 순간이고, 그런 환자를 위해 우리는 각자의 자리에서 해야만 하는 일을 하고 있다. 이런 병원이란 특수한 집단에서 서로를 이해하고 배려할 수 있는 여유를 아주 조금이라도 가지고 일을 하자. 결국 그것이 우리의 최종 목적인 환자의 치료를 위하는 길이 되고, 업무 시간이 끝나면 병원 직원에서 나로 돌아오기 위한 길이 된다. 그러니 힘든 상황들 속에서 너무 상처받지 말자. 서로의 자리에서 충실한 것뿐이니 다시 나로 돌아오는 길은 아주 가깝다는 것을 잊지 않았으면 좋겠다.

작은 도움이 되기를 소망하며

　대학을 졸업하고 19년간을 방사선사로 정신없이 밥벌이하면서 살았다. 방사선사가 정확히 무슨 일을 하는지도 모른 채 방사선학과에 지원을 하고 덜컥 합격해서 어리바리하게 대학에 다니던 때가 엊그제 같은데, 언제 이렇게 나이를 먹었는지 모르겠다. 그렇게 정신없이 병원에서 일을 하던 와중에 대학병원 방사선사 취업기와 근무하면서 겪은 에피소드를 글로 남겨보면 좋겠다는 마음이 수면 위로 떠올랐고 운 좋게 브런치라는 플랫폼에서 작가로 활동할 수 있었다.

　몇 개의 에피소드를 남기자마자 운명처럼 이 책을 쓸 기회가 다가왔다. 그냥 소소한 에피소드를 남기고 싶었을 뿐인데 일이 너무 커지는 건 아닌가? 내가 과연 해낼 수 있을까? 많은 걱정을 했다. 또한 방사선사가 한 가지의 업무만 하는 것도 아니고 병원에서 많게는 여덟 개의 파트로 나뉘어 일을 하는데 그 모든 걸 경험하지도 않은 내가, 줄곧 병원에서만 일해 병원 밖에 대해서는 모르는 내가 방사선사들을 대표해서 이 책을 쓰는 것이 옳을까 싶었다. 하지만 새내기들이 나처럼 뭣도 모르고 어리바리하게 다니지 않았으면 좋겠다는 마음이 컸고, 에세이

같은 이야기면 더 좋을 것 같다는 출판사의 격려에 용기를 냈다.

　마지막 원고를 넘기는 지금 이런 생각이 떠오른다. '와, 나 완전 꼰대네. 너무 "라떼는~" 하는 거 아니야?', '너무 강하게 이야기하는 거 아니야?' 하고 말이다. 내가 했던 일과 경험을 이렇게 정답인 양 써 내려가도 괜찮은 건지 모르겠다. 병원 내의 모든 파트를 경험한 것도 아닌 내가 나에게만 국한된 이야기를 쓴 것 같기도 하다. 그럼에도 바라는 것은 이 책을 읽은 독자들이 '방사선사란 대체로 이런 일들을 하는 사람이구나'를 알고, 더 나아가 '방사선사가 되면 이런 마음으로 일해야 하는구나' 하고 스스로 생각했으면 좋겠다는 점이다. 미래의 방사선사들에게 방사선사로서 19년간 일하고 15년 동안 한 병원에서 꾸준히 일해온 선배가 전하는 자그마한 당부라고 생각해줬으면 더 바랄 것이 없겠다(그것이 꼰대의 "라떼는~"처럼 느껴져도 말이다).

　이 책이 나올 수 있도록 힘써주시고 원고가 늦어지는 상황에도 많이 기다려주고 배려해주신 청년의사 편집자님에게 감사를 드린다. 내가 경험하지 못한 방사선사의 세계는 인터뷰를 통해 채울 수 있었는데, 흔쾌히 인터뷰를 수락하고 미래의 방사선사들을 위해 진실된 말씀(제대로 옮겼을지가 더 걱정이지만)을 해준 뒤 더 궁금한 점은 언제든지 물어보라고 해주신 여러 선생님—MRI진단실 전해경 선생님과 박신호 선생님, 혈관조영실 민부기 선생님, 핵의학과 조현덕 선생님, 방사선종양학과 홍주완 선생님, 1차병원 이야기를 들려주신 유혜지 선생님, 미국 이야기를 들려주신 선생님, 초음파사 이민해 선생님, 장비 임상교육 오정인 선생님, 조영제 임상교육 심우열 선생님께 깊은 감사를 드린다. 그리고 출간 소식을 듣고 격려해주신 팀장님, 같이 일하는 초음파진단실 선생님들, 항상 나를 믿고 응원해주는 남편과 엄마의 책이 나오기를 오매불망 기다려준 서준, 소윤까지 모두에게 진심으로 감사드린다.

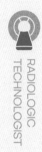

방사선사는 이렇게 일한다

지 은 이 김진희

펴 낸 날 1판 1쇄 2024년 3월 25일
　　　　　1판 2쇄 2024년 10월 24일

대표이사 양경철
편집주간 박재영
편　　집 강지예
디 자 인 박찬희

발 행 처 ㈜청년의사
발 행 인 양경철
출판신고 제313-2003-305(1999년 9월 13일)
주　　소 (04074) 서울시 마포구 독막로 76-1(상수동, 한주빌딩 4층)
전　　화 02-3141-9326
팩　　스 02-703-3916
전자우편 books@docdocdoc.co.kr
홈페이지 www.docbooks.co.kr

ISBN 979-11-93135-18-1 (13510)

• 책값은 뒤표지에 있습니다.
• 잘못 만들어진 책은 서점에서 바꿔드립니다.